Sobre o
sentido
da vida

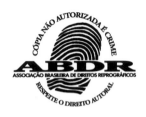

Dados Internacionais de Catalogação na Publicação (CIP)
(Câmara Brasileira do Livro, SP, Brasil)

Frankl, Viktor E., 1905-1997
  Sobre o sentido da vida / Viktor E. Frankl ; tradução de Vilmar Schneider. – Petrópolis, RJ : Vozes, 2022.

  Título original: Über den sinn des Lebens

  6ª reimpressão, 2024.

  ISBN 978-65-5713-387-3

  1. Autoconhecimento (Psicologia) 2. Logoterapia 3. Psicologia 4. Sentido (Psicologia) 5. Superação I. Título.

21-80028   CDD-158.1

Índices para catálogo sistemático:
1. Sentido da vida : Psicologia aplicada   158.1

Maria Alice Ferreira – Bibliotecária – CRB-8/7964

VIKTOR E. FRANKL

DO MESMO AUTOR DA OBRA *EM BUSCA DE SENTIDO*.

Sobre o sentido da vida

Tradução de Vilmar Schneider

© 2019 Beltz Verlag do grupo editorial Beltz Weinheim Basel

Tradução do original em alemão intitulado *Über den Sinn des Lebens*.

Direitos de publicação em língua portuguesa – Brasil:
2021, Editora Vozes Ltda.
Rua Frei Luís, 100
25689-900 Petrópolis, RJ
www.vozes.com.br
Brasil

Todos os direitos reservados. Nenhuma parte desta obra poderá ser reproduzida ou transmitida por qualquer forma e/ou quaisquer meios (eletrônico ou mecânico, incluindo fotocópia e gravação) ou arquivada em qualquer sistema ou banco de dados sem permissão escrita da editora.

CONSELHO EDITORIAL

Diretor
Volney J. Berkenbrock

Editores
Aline dos Santos Carneiro
Edrian Josué Pasini
Marilac Loraine Oleniki
Welder Lancieri Marchini

Conselheiros
Elói Dionísio Piva
Francisco Morás
Gilberto Gonçalves Garcia
Ludovico Garmus
Teobaldo Heidemann

Secretário executivo
Leonardo A.R.T. dos Santos

PRODUÇÃO EDITORIAL

Aline L.R. de Barros
Marcelo Telles
Mirela de Oliveira
Otaviano M. Cunha
Rafael de Oliveira
Samuel Rezende
Vanessa Luz
Verônica M. Guedes

Conselho de projetos editoriais
Luísa Ramos M. Lorenzi
Natália França
Priscilla A.F. Alves

Editoração: Maria da Conceição B. de Sousa
Diagramação: Sheilandre Desenv. Gráfico
Revisão gráfica: Jaqueline Moreira
Capa: Érico Lebedenco

ISBN 978-65-5713-387-3 (Brasil)
ISBN 978-3-407-86588-5 (Alemanha)

Este livro foi composto e impresso pela Editora Vozes Ltda.

Ao falecido pai.

Sumário

Prefácio, 9
　Prof.-Dr. Joachim Bauer

Nota editorial, 19

O sentido e o valor da vida I, 21

O sentido e o valor da vida II, 59

Experimentum crucis, 99

Posfácio, 129
　Prof.-Dr. Franz Vesely

Sobre Viktor E. Frankl, 137

Outras obras de Viktor E. Frankl, 139

Instituto Viktor Frankl, 143

Agradecimentos, 147

Prefácio

Os textos reproduzidos neste livro, transcrições de três das conferências ministradas por Viktor Frankl no ano de 1946, têm enorme força e incrível atualidade. Eles refletem sucintamente o conjunto das ideias desse grande médico e psicoterapeuta, difundidas, nas décadas seguintes, por meio de inúmeros artigos e livros. A profundidade com que Viktor Frankl ilumina a *conditio humana* nesses três textos não tem igual. É, portanto, extraordinário o mérito da Editora Beltz com a publicação deste volume do pensamento de Viktor Frankl para o público atual, em especial para os jovens.

Viktor Frankl — embora tivesse recusado semelhante designação em virtude de sua natureza reservada e modesta — era um gigante. A meu ver, ele se equipara a Hipócrates, o fundador da medicina na Grécia clássica, e ao médico alsaciano Albert Schweitzer, agraciado em 1954 com o Prêmio Nobel da Paz. Como Schweitzer, também Viktor Frankl ocupou-se, ao olhar muito além da medicina, com questões antropológicas que dizem respeito aos fundamentos da condição humana. A seguir, são destacados e examinados, de modo pormenorizado, três aspectos que me tocaram particularmente nos textos aqui publicados.

O "si-mesmo" como núcleo do ser humano

Viktor Frankl tinha 41 anos de idade, um homem nos seus melhores anos, quando ministrou as conferências cujos textos aqui lemos. No entanto, ele já havia passado por experiências que estão entre as piores que podem suceder a um ser humano. Frankl estava entre os milhões de seres humanos atingidos pelos horríveis crimes dos nazistas. Ele foi, ao mesmo tempo, um dos poucos que sobreviveram à prisão sofrida no campo de concentração (no seu caso, em vários campos de concentração). Dessa época, ele obtive uma experiência que lhe permitiu compreender pessoalmente o que constitui o núcleo do ser humano quando tudo lhe foi tomado: o encontro com o seu próprio si-mesmo. Uma característica da época atual é que muitas pessoas não têm mais nenhuma ocasião para um encontro com seu próprio si-mesmo, devido ao ritmo frenético de nossa vida ou porque se esquivam dele ativamente, com distrações constantes. Por quê? Porque um encontro com o si-mesmo estaria relacionado com sentimentos desagradáveis ou seria até mesmo insuportável.

Ser prisioneiro em um campo de concentração é uma experiência de exceção incomparável. Viktor Frankl deixa claro, porém, que só aceitava essa ideia de modo limitado: Também a vida inteiramente normal, por assim dizer, apresenta situações que, de uma só vez, tomam do ser humano, à semelhança do prisioneiro, muitas coisas ou até tudo o que, até então, lhe permitia evitar o encontro com o próprio "si-mesmo". Esse tipo de situação pode acometer qualquer pessoa: Somente na Alemanha, anualmente, 480.000 pessoas contraem câncer. Fatalidades de diversos tipos, perdas, acidentes ou enfermidades podem surgir repentinamente na vida e limitar as possibilidades de uma pessoa, em alguns casos impondo-lhe até limitações mais graves. O que ocorre então?

Os textos de Viktor Frankl são um incentivo para encontrar o próprio "si-mesmo" não só quando tudo o que é irrelevante foi "dissolvido" por um revés, quando "dinheiro, poder, fama..." se tornaram "questionáveis" ou foram perdidos (as citações reproduzem palavras de Frankl). Nosso "si-mesmo" é digno de atenção não só quando a vida não nos deixa mais nenhuma outra escolha. Recentemente, dediquei ao si-mesmo humano um livro[1]. A tarefa central da vida consiste, segundo Frankl, em se posicionar bem interiormente desde cedo na vida. Isso exige que se desenvolva uma "capacidade interior" para preservar "seu si-mesmo, sua dimensão mais autêntica" também quando subitamente desaparecem as constantes distrações e a tralha material com que estamos rodeados no cotidiano.

Quem não está em contato com seu si-mesmo, mas subitamente é forçado pelo destino a se ocupar com a questão de saber o que torna a própria vida essencial, valiosa e plena de sentido, corre o risco de, na adversidade, cair na apatia. Viktor Frankl reconheceu que "o ato de deixar-se cair psiquicamente [...] também conduz a um declínio corporal". Aqui Viktor Frankl fala como o médico que pensa de modo holístico e antecipa o que hoje constitui o núcleo da medicina psicossomática e é, entre outros, também o estado da ciência no âmbito da psico-oncologia moderna: Pessoas que perdem suas forças próprias sofrem um enfraquecimento de seu sistema imunológico e, com isso, também de sua capacidade de resistência a patologias, inclusive tumorais[2].

---

1 BAUER, J. *Wie wir werden, wer wir sind* – Die Entstehung des menschlichen Selbst durch Resonanz. Munique: Blessing, 2019.
2 BAUER, J. *Selbststeuerung* – Die Wiederentdeckung des freien Willens.

Fontes do sentido da vida

É formidável o modo como Viktor Frankl nos revela as fontes que podem dar sentido a nossa vida. O que hoje aflige um número cada vez maior de pessoas no mundo inteiro (levando-as a se dedicarem cada vez mais intensamente a propostas espirituais distintas) é a compreensão de que o bem-estar material não é, *per se*, nenhum evento que confere sentido. "O prazer em si", para Frankl, "não é nada que possa dar sentido à existência [...]. A felicidade não pode nem deve nunca ser um objetivo, mas apenas o resultado". A partir daqui, Viktor Frankl desenvolve o pensamento decisivo que constitui o núcleo do conceito de filosofia existencial por ele desenvolvido: "A questão não (pode) mais ser a seguinte: 'O que devo esperar da vida', mas deve ser apenas a seguinte: 'O que a vida espera de mim?'" Segundo Frankl, a vida é que nos coloca questões que temos de responder. É só ao respondê-las que surge a possibilidade de realização de sentido.

Como instrumentos que estão à nossa disposição para responder as questões que nos são colocadas durante a vida, Viktor Frankl cita a ação efetiva, a aten-

---

Munique: Heyne, 2018. Cf. tb. REUTER, E.; HAARHOFF, G. & MALZON-JESSEN, Y. Über *Lebensgeschichten nach schwerer Krebserkrankung*. Stuttgart: Klett-Cotta, 2020.

ção às outras pessoas e a vivência das belas impressões (inclusive das belezas da natureza). À pessoa privada da possibilidade de ser ativa, permanece a vivência, inclusive a experiência, de ser amada. Ao ser humano é possível, "além de ser ativo, realizar a tarefa de dar sentido à vida acolhendo de modo passivo o mundo no si-mesmo".

Ao refletir sobre as possíveis fontes de sentido, Viktor Frankl conduz suas leitoras e seus leitores à profundeza mais profunda: Inclusive um sofrimento imposto à pessoa – ou seja, não suscetível de ser evitado – pode tornar-se uma fonte de sentido. A forma como o ser humano se posiciona interiormente diante do seu sofrimento pode ser um ato que confere sentido. "Todo insucesso exterior e todo fracasso no mundo em nada afetam o sentido que possa resultar no adoecer e no morrer." Frankl se refere aqui a um "sucesso interior". O sentido de nossa vida consiste, numa parcela não reduzida, em "como nos posicionamos em relação ao nosso destino exterior".

Aqui surgem referências extraordinariamente atuais a questões que hoje nos ocupam no estudo dos traumas. Patologia e traumas sofridos podem – quando as pessoas afetadas recebem apoio social e terapêutico suficientes – produzir não apenas sobrecargas, mas também levar a algo que, hoje, é designado de "crescimento pós-traumático" (*Posttraumatic Growth*). A alma do ser humano poderia, "pelo menos até um certo ponto e dentro de certos limites", também ser consolidada pelo fato de vivenciar uma sobrecarga. "Depende do ser humano e somente dele", assim Frankl, "se seu sofrimento tem um sentido ou não".

Medicina moderna entre objetividade e humanidade

Entre os elementos de grande destaque dos textos de Frankl publicados neste livro estão, a meu ver, suas exposições sobre a relação-médico-paciente. O(a) paciente, numa crise psíquica provocada geralmente por uma grave enfermidade, em regra não encontra, por si só, o caminho para recuperar suas forças próprias. Para descobrir o sentido oculto de uma doença e redescobrir as forças próprias perdidas, o paciente necessita do bom médico.

Viktor Frankl, que já era especialista em neurologia antes de ser preso e encarcerado pelos nazistas, não faz qualquer crítica insignificante à medicina convencional. Antes, descreve um risco inerente à medicina moderna; ou seja, o risco de fazer do paciente um "caso" e "material doente". Equivoca-se quem acredita que esses conceitos citados por Frankl são de uma época anterior. Ouvi muitos colegas se referirem nesses termos a pacientes e colaboradores ("material colaborador"). Esses conceitos indicam, expressos nos termos de Frankl, "como é profunda e ampla essa tendência de distanciamento por parte do médico e essa reificação do ser humano". O seguinte texto de Frankl parece uma mensagem endereçada à nossa medicina hodierna: "O bom médico é chamado a retornar, repetidamente, da objetividade para a humanidade". Seria interessante saber como Viktor Frankl se manifestaria em relação àqueles que hoje acreditam que o público em geral tem o direito de exigir algo do indivíduo no serviço da medicina, como, por exemplo, a disposição – declarada como padrão – de doar os órgãos. Cada leitor e cada leitora pode, após ler os textos de Frankl, decidir pessoalmente essa questão.

Na minha opinião, entre as passagens particularmente tocantes de suas exposições estão as indicações de Frankl de que o paciente individual tem que ser refletido e "visto" num sentido mais profundo pelo médico. É a "humanidade no médico que descobre, afinal, o humano no doente [...] e, além disso, desperta o humano no doente". Que sentença! O ser humano – e aqui especialmente o ser humano golpeado pelo destino ou atingido pela doença – necessita de reflexo e de ser-visto não apenas pelo médico, mas de modo geral. Para encontrar um sentido no sofrimento e fazer a tentativa de desenvolver uma atitude adequada em uma determinada situação difícil, são necessários os outros. Todo prisioneiro do campo "sabia [...] que, de alguma forma, em algum lugar, havia alguém que, de modo imperceptível, o olhava". Em diversas ocasiões, Frankl enfatiza "a existência dos outros, o ser dos outros", sem o quais não é possível ao ser humano manter seu si-mesmo e dedicar-se às tarefas da vida. Aqui se revela toda a atualidade dos textos de Frankl. A necessidade da ressonância interpessoal para conquistar, desenvolver e manter nosso si-mesmo é um pensamento bastante moderno[3].

Desejo que os textos deste livro encontrem muitos leitores e leitoras interessados. É sabido que a leitura dos escritos de Viktor Frankl está relacionada a um enorme ganho pessoal.

Prof.-Dr. Joachim Bauer[*]
Berlim, verão de 2019.

---

[3] Cf. BAUER, J. *Wie wir werden, wer wir sind* – Die Entstehung des menschlichen Selbst durch Resonanz. Munique: Blessing, 2019.

[*] Professor universitário, médico, psiquiatra, psicoterapeuta e autor de aclamados livros. Durante muito tempo atuou na investigação neurocientífica. Prof. Bauer vive, ensina e trabalha em Berlim (www.psychotherapie-prof-bauer.de).

Nota editorial

Viktor Frankl ministrou as conferências deste livro em março e abril de 1946 na Escola para Formação de Adultos do bairro operário vienense de Ottakring. Elas foram publicadas no mesmo ano como livro sob o título "...*trotzdem ja zum Leben sagen*". *Drei Vorträge*. [Dizer sim à vida, apesar de tudo. Três conferências]. Para a presente reedição, foi preciso escolher um novo título, pois mais tarde Frankl utilizou novamente o título acima – uma citação do famoso canto de Buchenwald – ao publicar de novo seu livro *Ein Phycholog erlebt das KZ* [Em busca de sentido – Um psicólogo no campo de concentração], juntamente com o drama *Synchronisation in Birkenwald* [Sincronização em Birkenwald].

Para a reedição, os textos foram adequados à nova ortografia alemã. De igual modo, foram cuidadosamente adaptados os termos individuais de Frankl que, à época do surgimento das conferências, eram parte integrante do vocabulário geral e médico, que hoje, no entanto, deixaram de ser atuais, como *Irrenanstalt* [hospício], *Neger* [criolo], *Geisteskranker* [demente], *Vertilgung* [extermínio], *idiotische, geistig zurückgebliebene Kinder* [crianças idiotas, retardadas].

O sentido e o valor da vida

I

Falar do sentido e do valor da vida parece hoje mais necessário que nunca. A questão é saber se e como isso é "possível". De certa forma, hoje é até mais fácil: De novo, deve-se falar abertamente sobre muitas coisas – sobre muitas coisas que estão intimamente relacionadas com o problema do sentido e do valor da existência humana, bem como da dignidade humana. Por outro lado, atualmente tornou-se difícil falar de "sentido", "valor" e "dignidade". Temos que nos indagar: Pode-se, ainda hoje, simplesmente pronunciar essas palavras? Ora, o próprio sentido desses termos não se tornou de certa forma questionável? Ultimamente, não se fez propaganda demasiadamente negativa contra tudo aquilo que essas palavras significam, ou seja, costumavam significar?

A propaganda dos últimos anos quase equivale a uma propaganda contra o eventual sentido e contra o valor contestável da existência! Esses anos foram decididamente marcados pela tentativa de demonstrar a ausência do valor da vida humana.

Desde Kant, o pensamento europeu sabia transmitir uma mensagem clara sobre a verdadeira dignidade do ser humano: o próprio Kant afirmou, na segunda formulação de seu imperativo categórico, que cada coisa tem seu valor; o ser humano, porém, sua dignidade – o ser humano jamais deveria tornar-se um meio para o fim. No entanto, já na *ordem econômica* das últimas décadas, as *pessoas que trabalham* foram, em grande parte, convertidas em simples meios, degradadas a meios da vida econômica. Já não era mais o trabalho que constituía um meio para o fim – um meio para subsistir. Na verdade, era o ser humano e sua vida, sua energia vital, sua força de trabalho que constituíam o meio para o fim.

E, então, veio a guerra – a guerra em que o ser humano e a sua vida foram colocados a serviço até mesmo da morte. E vieram os campos de concentração. Neles, mesmo aquela vida considerada digna da morte foi explorada em seu último momento. Que desvalorização da vida, que degradação e humilhação do ser humano encontram-se aí! Imagine-se – para dimensionar isso – que um Estado passe a explorar de alguma forma todos aqueles que foram por ele condenados à morte, a servir-se de sua força de trabalho até o último momento – por exemplo, a partir da ideia de que isso é mais razoável do que matar sumariamente essas pessoas ou até alimentá-las durante toda a vida. Ou, nos campos de concentração, diziam-nos seguidamente que "não valíamos a sopa" – aquela sopa que nos era fornecida como única refeição diária e cujos custos deveríamos repor na forma de trabalhos de terraplanagem e escavações? Nós, indignos, tínhamos de aceitar de modo correspondente essa dádiva imerecida: Ao recebê-la, os prisioneiros tinham que tirar o gorro. – Assim, como nossa vida não valia uma sopa, ou sequer uma bala de chumbo – mas apenas: Zyklon B.

Por fim, vieram os *assassinatos em massa* em manicômios. Aí ficou manifesto que toda a vida que não era mais "produtiva" – ainda que fosse apenas da forma mais escassa – foi considerada literalmente "indigna de ser vivida".

No entanto, também o absurdo, como afirmamos anteriormente, foi difundido naquela época. O que dizer disso?

Nosso estilo de vida atual não tem muito espaço para a convicção no sentido. Vivemos num típico período pós-guerra. Ainda que num tom jornalístico, pode-se caracterizar o estado de espírito, a constituição psíquica do ser humano de hoje, do modo mais apropriado, como "psiquicamente bombardeado". Tudo isso ainda não seria tão terrível se, por toda a parte, não se estivesse dominado também pela sensação de que, ao mesmo tempo, já se vive novamente num período pré-guerra. A invenção da bomba atômica alimenta o temor de uma catástrofe em escala mundial, e um certo sentimento de fim do mundo se apodera do final do segundo milênio. Já conhecemos esse sentimento de fim de mundo a partir da história. Ele existiu no início e no final do primeiro milênio. E, no século passado, houve, como se sabe, um sentimento de *fin-de-siècle*. Não só ele era derrotista; todos esses sentimentos têm na origem um certo fatalismo.

Com um fatalismo desse tipo, porém, não se consegue avançar numa reconstrução espiritual. Precisamos, por ora, superá-lo. Mas, nesse caso, teríamos que levar em conta o seguinte: Hoje não se pode mais simplesmente ignorar com otimismo barato o que o período recente trouxe consigo. Tornamo-nos pessimistas. Deixamos de acreditar num progresso por excelência, num desenvolvimento superior da humanidade, como algo que se imporia de modo autônomo. A crença cega num progresso automático tornou-se um assunto do burguês saciado – hoje essa crença seria *reacionária*. Hoje sabemos do que o ser humano é capaz. E se há uma diferença fundamental entre as maneiras de entender das épocas passadas e aquelas do presente, talvez ela possa ser caracterizada de maneira mais adequada nos seguintes termos: no passado, o ativismo estava associado ao otimismo, ao passo que, atualmente, ele tem como condição um certo pessimismo. Pois, hoje, todo impulso para a ação vem da convicção de que não há nenhum progresso em que se possa confiar cegamente. Se hoje não podemos ficar de braços cruzados é justamente porque depende de cada um de nós definir o que e até onde algo "progride". Nesse sentido, estamos cientes de que, em geral, há apenas uma progressão interior de cada indivíduo, e que o progresso geral, no entanto, consiste no máximo num progresso técnico, que só nos impressiona, per se, como progresso porque vivemos precisamente numa era técnica. É unicamente a partir do nosso pessimismo que conseguimos agir, é exclusivamente a partir de uma atitude cética que ainda somos capazes de entrar em ação; ao passo que o antigo otimismo só nos iludia, induzindo-nos assim a um fatalismo, ainda que cor-de-rosa. É melhor um ativismo sóbrio do que esse fatalismo cor-de-rosa!

Quão inabalável teria que ser a convicção no sentido da vida, caso ela não devesse ser abalada também por tal ceticismo. Quão incondicional deveria ser nossa convicção no sentido e no valor da existência humana, caso essa convicção devesse acolher e suportar também aquele ceticismo e aquele pessimismo. E isso justamente numa época em que todo idealismo está tão desacreditado, depois que todo entusiasmo sofreu tamanho abuso, numa situação em que somente podemos recorrer ao idealismo e ao entusiasmo. A geração atual, os jovens de hoje – sendo que nas gerações jovens é que haveria maior probabilidade de se encontrar idealismo e entusiasmo – carece de qualquer exemplo a seguir.

Foram mudanças em demasia que uma única geração teve que presenciar, foram demasiadas rupturas exteriores e, em seguida, interiores que ela teve de vivenciar – demais para uma geração, para que dela ainda devêssemos esperar idealismo ou entusiasmo.

Todos os programas, todas os lemas, todos os princípios foram simplesmente desmoralizados na esteira dos últimos tempos. Nada podia existir – de modo que tampouco as pessoas podem ficar surpresas se uma filosofia contemporânea vê o mundo como se ele consistisse no nada. Mas é através desse niilismo, do pessimismo e do ceticismo, através da "sobriedade de uma objetividade" que já não era mais "nova", mas estava envelhecida, que atualmente temos que nos impor para construir uma nova humanidade. Pois é certo que os últimos anos causaram desilusão; mas eles também nos revelaram que o humano tem valor, nos ensinaram que tudo no ser humano é importante. O que permaneceu foi "somente" o ser humano – afinal de contas! Pois ele permaneceu de toda a sujeita do passado recente. E permaneceu na experiência dos campos de concentração. (Em algum lugar na Baviera, havia um campo de concentração em que o chefe, um oficial da SS, secretamente destinava dinheiro de seu próprio bolso para comprar medicamentos na farmácia do mercado bávaro das redondezas para os "seus" prisioneiros; ao passo que, ali mesmo, o mais antigo do campo, ou seja, ele mesmo um prisioneiro, submetia os demais prisioneiros aos mais terríveis maus-tratos: O que importa é o ser humano!)

O que permaneceu foi o ser humano, o "simples" ser humano. Tudo se desprendeu dele nesses anos: dinheiro, poder, fama. Nada mais era seguro para ele: nem a vida, nem a saúde, nem a felicidade. Tudo se tornou questionável: vaidade, ambição, relações. Tudo foi reduzido à existência nua e crua. Incandescido pela dor, tudo que é irrelevante foi dissolvido – o ser humano fundiu-se com o que, em última instância, ele era: ou alguém da massa, logo, ninguém real – portanto, realmente ninguém –, o anônimo, o (!) sem nome que "ele" ainda era, por exemplo, um número de prisioneiro; ou, porém, fundiu-se com seu si-mesmo. Desse modo, ainda havia, portanto, algo como uma decisão? Isso não nos surpreende, pois "existência" – a cuja nudez e fraqueza o ser humano foi reduzido – nada mais é do que decisão.

O que, no entanto, podia ajudar o ser humano nessa decisão, o fator determinante para ele era: a existência dos outros, o ser dos outros, ou seja, seu ser exemplar. Isso surtia mais efeito do que qualquer discurso ou do que qualquer escrito. Pois o ser sempre é mais decisivo do que a palavra. E era e é preciso se perguntar repetidamente se não é muito mais importante do que escrever livros ou ministrar conferências: pôr em prática o conteúdo consoante seu próprio ser. O que é posto em prática é muito mais efetivo. A palavra, por si só, realiza muito pouco. – Certa vez, fui chamado a ir até uma mulher que havia cometido suicídio. Sobre seu sofá, estava pendurada na parede uma moldura com a sentença: "Mais grandioso que o destino é a coragem de quem o suporta inabalavelmente". E, sob essa frase, esse ser humano tirou sua vida.

É claro que as pessoas exemplares que podem e devem atuar através de seu ser estão em minoria. Isso o nosso pessimismo sabe. Mas é justamente isso que distingue o ativismo contemporâneo, é justamente isso que distingue a inaudita responsabilidade dos poucos. Um antigo mito diz a esse respeito que a existência do mundo se baseia no fato de que, em cada época, há nele 36 pessoas verdadeiramente justas. Somente 36! Uma ínfima minoria. E, ainda assim, elas garantem a reserva moral do mundo inteiro. Mas esse mito continua seu relato: Logo que um desses "justos" reconhecido como tal é escrutinado pelo seu entorno, pelos semelhantes – ele desaparece, ele é "retirado", ele precisa morrer no mesmo instante. O que isso significa? Não nos enganamos ao afirmar o seguinte: Ao perceber a tendência pedagógica do exemplo a seguir, a pessoa "se indispõe". O ser humano não gosta que alguém lhe dê lições.

O que tudo isso quer dizer? O que foi exposto até aqui nos revela duas coisas: Tudo reside no ser humano individual, apesar da quantidade, no máximo, diminuta de pessoas da mesma opinião; e tudo reside no fato de que ele realiza na prática – e não com meras palavras – o sentido da vida conforme o seu próprio ser. Portanto, trata-se apenas de contrapor àquela propaganda negativa da época recente, àquela propaganda do absurdo, uma propaganda que deve ser, em primeiro lugar, individual e, em segundo lugar, ativa. Somente desse modo ela é capaz de ser positiva.

Isso em relação à questão inicial de saber se e em que sentido, e a partir de que espírito, poder-se-ia, ainda hoje, defender um sentido e um valor da vida. Mas quando se fala do sentido da existência, ele já foi, em todos os casos, posto em questão. Quando se pergunta expressamente por ele, ele também já foi, de alguma forma, posto em dúvida. A dúvida a respeito do sentido da existência humana, no entanto, conduz facilmente ao desespero. Esse desespero nos confronta na forma de decisão para o suicídio.

Quando o tema é suicídio, temos de decidir entre quatro motivos essenciais, distintos em essência, a partir dos quais surge a disposição interior para o suicídio. Para o primeiro, o suicídio pode ser consequência – consequência de um estado efetivamente não psíquico, mas corporal, físico. Nesse grupo se incluem, por exemplo, aqueles casos em que alguém, a partir de uma indisposição anímica, de origem, em última instância, corporal, tenta se matar de modo quase compulsivo. Pela sua natureza, esses casos estão excluídos, de antemão, das reflexões da conferência de hoje. Além disso, há pessoas em que a decisão de cometer suicídio amadurece com base num cálculo de seus efeitos sobre os outros – pessoas, por exemplo, que querem vingar-se de alguém, por causa de algum dano que se lhe causou, e que querem dar vazão a sua sede de vingança, de tal forma que os atingidos carreguem consigo, por toda a vida, uma consciência de culpa: eles devem se sentir culpados pela morte dela. Também esses casos precisam ficar de fora ao se tratar da questão do sentido da vida. Em terceiro lugar, há pessoas cuja decisão de cometer suicídio provém do fato de que simplesmente se sentem cansadas, cansadas da vida. Mas esse cansaço é um sentimento – e sentimentos, como se sabe, não são argumentos. Que alguém está cansado, sente cansaço, está longe de ser, por si só, um motivo para interromper a caminhada. Antes, tudo o que importa é saber se continuar a caminhar tem um sentido, se favorece a superação do cansaço. O que aqui de fato é necessário é precisamente uma resposta para a questão do sentido da vida, da continuidade da vida, apesar da fadiga vital existente. Enquanto tal, ela ainda não constitui, portanto, nenhum motivo contrário à continuidade da vida. Essa continuidade da vida, no entanto, só será possível a partir de um conhecimento do seu sentido incondicional.

Na realidade, aqui se inclui, no entanto, aquele quarto grupo de pessoas que cometem suicídio porque não conseguem acreditar precisamente no sentido de continuar a viver, sim, no sentido da vida por excelência. Um suicídio com uma motivação desse tipo costuma chamar-se suicídio de balanço. Ele decorre sempre do chamado balanço negativo da vida. Nele uma pessoa faz um balanço, compara o crédito com o débito, confronta o que a vida lhe deve e o que ele acredita ainda poder alcançar na vida, e o balanço negativo que faz leva-a ao suicídio. Queremos nos dedicar agora a examinar esse balanço.

Geralmente, na coluna do crédito se encontra todo o sofrimento e toda a dor, e, na coluna do débito, toda a felicidade não alcançada. Esse balanço está, porém, errado na abordagem. Pois, como se costuma dizer, a pessoa "não está no mundo por prazer". E isso coincide no duplo sentido de ser e dever. Quem não teve essa percepção pode recorrer àquele escrito de um psicólogo experimental russo que, certa vez, demonstrou que a pessoa comum experimenta na vida cotidiana uma quantidade significativamente maior de sensações de desprazer do que de prazer. De antemão, nem sequer seria possível viver pelo amor ao prazer. Mas isso também seria necessário, isso valeria a pena? Imaginemos simplesmente um homem que está condenado à morte e ao qual, poucas horas antes da execução, fosse concedida a possibilidade de montar o cardápio da sua derradeira refeição. O guarda entra na cela, pergunta-lhe o que deseja e lhe oferece vários tipos diferentes de petiscos. O homem, no entanto, recusa qualquer oferta. Ele entende que é completamente irrelevante se ainda colocar ou não boa comida no estômago desse seu organismo que, em algumas horas, será um cadáver. E as sensações de prazer que ainda pudessem ter lugar nas células ganglionares do cérebro desse organismo seriam desprovidas de sentido, tendo em vista a circunstância de que, em duas horas, seriam destruídas para sempre.

Toda vida, porém, encontra-se perante a morte, e se esse homem está certo, também nossa vida inteira estaria desprovida de sentido, na medida em que almejamos apenas e nada mais que obter prazer – o máximo e o maior prazer possível. O prazer em si não é nada que possa dar sentido à existência. Portanto, a ausência de prazer tampouco é capaz – e isso vemos já agora – de tirar o sentido da vida.

Um homem, cuja vida pôde ser salva após uma tentativa de suicídio, relatou-me um dia que ele quis sair da cidade para meter uma bala na cabeça. Porém, como já era tarde da noite, não encontrou um bonde, vendo-se obrigado a tomar um táxi. Aí passou a ponderar que não queria desperdiçar o dinheiro com serviço de táxi, e que, por fim, teve de rir do fato de que, pouco antes da sua morte, ainda conseguia preocupar-se com tais coisas. Para esse homem decidido a cometer suicídio, apegar-se ao dinheiro devia parecer algo sem sentido – perante a morte. Rabindranath Tagore expressou lindamente tudo isso – essa desilusão do ser humano diante de sua reivindicação pela felicidade – no poema em que diz:

> Adormeci e sonhei
> que a vida era alegria;
> despertei e vi
> que a vida era obrigação;
> trabalhei – e vejo
> que a obrigação *era* alegria.

E aqui também já indicamos a direção que agora temos que seguir no caminho para nossas reflexões seguintes.

A vida é, portanto, de alguma forma, obrigação, é um único e grande dever. E, certamente, na vida também há alegria – mas ela não pode ser almejada, não pode ser "desejada" como alegria, ela tem que surgir por si mesma –, e ela também surge por si mesma como uma consequência. A felicidade não pode nem deve nunca ser objetivo, mas apenas o resultado. Resultado exatamente da realização daquilo que, no poema de Tagore, chama-se obrigação, e o que, mais adiante, estaremos empenhados em salientar ainda mais claramente. Em todo caso, a busca do ser humano pela felicidade falha na medida em que a felicidade somente pode lhe cair no colo, nunca, porém, ser conquistada. Kierkegaard foi quem formulou esta sábia metáfora: A porta para a felicidade abre só "para o exterior"; quem a força em sentido contrário acaba por fechá-la ainda mais.

Certo dia, estavam sentadas na minha frente duas pessoas cansadas da vida – por acaso, ao mesmo tempo –, um homem e uma mulher. Ambos haviam expressado, literalmente, de modo coincidente que sua vida seria desprovida de sentido, uma vez que "dela nada mais esperavam". De algum modo, ambos tinham razão. Logo se revelou, no entanto, que, ao contrário, algo esperava por ambos: pelo homem, uma obra científica ainda inacabada, e pela mulher, uma criança que, no momento, vivia num local distante e inacessível no exterior. Então cabia realizar aquela virada – dito com Kant: "copernicana" –, uma reviravolta conceitual de 180 graus, segundo a qual a questão não é mais a seguinte: *O que devo esperar da vida?*, mas deve ser apenas a seguinte: *O que a vida espera de mim?* Que tarefas esperam por mim na vida?

Agora entendemos também que, em última instância, a pergunta pelo sentido da vida é formulada de forma incorreta quando feita como geralmente ocorre: Não somos nós que devemos perguntar pelo sentido da vida – é a vida que faz indagações, que nos dirige questões – nós somos os indagados! Somos nós que temos que responder, que temos que dar respostas às constantes e reiteradas questões da vida, às "questões vitais". A própria vida nada mais é que ser-indagado, todo nosso ser nada mais é que um responder – um responder e responsabilizar-se pela vida. Nessa concepção, agora nada pode continuar a nos atemorizar, nenhum futuro, nenhuma aparente ausência de futuro. Pois agora o presente é tudo, pois ele recupera a eternamente nova questão da vida dirigida a nós. Agora tudo depende de saber o que se espera de cada um de nós. No entanto, a respeito do que o futuro nos reserva, precisamos saber somente o que podemos saber. Nesse contexto, costumo contar aquela história que, há muitos anos, apareceu numa breve notícia de jornal: Um homem negro condenado à prisão perpétua foi deportado para a Ilha do diabo. Quando o navio, a saber, o *Leviatã*, estava em alto mar, houve um incêndio. Na dificuldade da situação, o preso foi libertado de seus grilhões e participou das operações de regate. Ele salvou a vida de 10 pessoas. Mais tarde, por causa disso, ele foi indultado. Eu pergunto: Caso se tivesse perguntado a esse homem, antes do embarque, ou seja, no cais do porto de Marseille, se a continuidade de sua vida ainda poderia ter qualquer sentido – ele certamente teria que balançar a cabeça: O que ainda o aguardava? Contudo, ninguém sabe o que ainda o aguarda, que grandes momentos, que oportunidade única para uma ação peculiar – assim como o salvamento de 10 pessoas ainda aguardava aquele homem negro do *Leviatã*.

Todavia, não é só de hora em hora que mudam as questões que a vida nos coloca e em cuja resposta podemos realizar o sentido do momento, mas elas mudam também de pessoa para pessoa: A questão é, a cada instante, completamente distinta para cada indivíduo. Desse modo, vemos também a forma simples com que se formula a pergunta pelo sentido da vida: caso ela não seja formulada em toda a concretude – na concretude do aqui e agora. Indagar pelo sentido da vida deve parecer, nessa visão, uma atitude tão ingênua quanto, por exemplo, a pergunta de um repórter que entrevista o campeão mundial de xadrez: "E agora, ilustre campeão, diga-me: Qual é a jogada que o senhor considera a melhor?" Há, pois, uma determinada jogada de xadrez que pode ser considerada boa ou até a melhor – para além de uma situação de jogo bem específica e concreta, de uma posição concreta das peças?

Não menos ingênuo foi aquele jovem homem que um dia, há muitos anos, me abordou antes do início de uma breve palestra sobre o sentido da vida. Suas palavras foram, de passagem, as seguintes: "Frankl, não me leve a mal, fui convidado hoje à noite para ir à casa dos meus sogros. Tenho necessariamente que ir e não posso ficar para a palestra. Seja amável e diga-me rapidamente: Qual é o sentido da vida?"

O que agora aguarda a cada um de nós, essa concreta "exigência do momento", pode exigir uma resposta em diferentes sentidos. Em primeira linha, nossa resposta pode ser uma resposta ativa, dada por meio de uma ação, uma resposta às questões concretas da vida com um ato que se pratica ou com uma obra que se realiza. Mas, também nesse caso, teríamos que refletir sobre alguns aspectos. E o que penso agora talvez possa ser melhor expresso recorrendo a uma vivência concreta: Um dia, estava sentado diante de mim um jovem homem que conversava comigo justamente sobre a questão do sentido da vida, ou da ausência de sentido da vida. Aí ele fez a seguinte objeção: "Para você é fácil falar – você organizou um centro de aconselhamento, você ajuda pessoas, recupera pessoas; mas eu – quem sou eu, o que sou – um auxiliar de alfaiate. O que posso fazer, como posso, no meu agir, dar sentido à vida?" Esse homem esqueceu que jamais está em jogo a posição em que alguém se encontra na vida, por exemplo, a profissão que ele exerce, mas unicamente a forma como ele preenche seu lugar, seu círculo – o que importa não é o tamanho do raio de ação, mas simplesmente se o círculo é preenchido, se uma vida é "realizada". No seu entorno existencial concreto, cada indivíduo é insubstituível e inconfundível, e ali cada um o é. Cabe somente a ele, e exige-se exclusivamente dele, realizar as tarefas que sua vida lhe impõe. E a vida de um ser humano que não preencheu inteiramente seu círculo de vida relativamente mais amplo fica menos realizado do que um ser humano ao qual realmente é suficiente seu círculo mais restrito. Num ambiente concreto, esse auxiliar de alfaiate pode realizar mais e, no seu fazer e deixar de fazer, levar uma vida mais realizada e plena de sentido do que aquele que ele inveja, se este não tiver consciência de sua maior responsabilidade pela vida e não estiver à altura dela.

Como fica, porém, a situação dos *desempregados*, seria a objeção agora – quando se esquece que o exercício de uma profissão não é o único campo em que se pode ativamente dar sentido à sua vida. É ela, por si só, que confere sentido à vida? Indaguemos simplesmente as diversas pessoas que reclamam – não sem razão – de como é desprovido de sentido o seu trabalho (frequentemente mecânico), a sua eterna adição de colunas de números ou seus repetidos movimentos de comutação de alavancas de máquinas, *de maneira contínua*. É que, somente no tempo livre demasiadamente escasso, a vida dessas pessoas pode ser moldada com sentido, realizada com sentido pessoal e humano. Por outro lado, é no seu tempo livre demasiadamente abundante que também o desempregado tem a oportunidade de dar sentido a sua vida.

Ninguém deve acreditar que somos tão frívolos a ponto de subestimar nesses contextos as dificuldades econômicas, uma difícil situação econômica, enfim, o *momento sociológico ou econômico*. Sabemos, hoje mais do que nunca, em que medida "vem primeiro a comida e depois a moral". Quanto a isso, não ficamos nos enganando. Mas sabemos, em resumo, que comida sem qualquer moral não tem sentido, e que essa ausência de sentido

41

pode ser catastrófica para a consciência daquele que tem em mente somente a comida. E sabemos ainda o quanto somente uma "moral" – ou seja: a convicção inabalável em um sentido incondicional da vida – seja de que maneira for, torna a vida suportável. Pois nós vivenciamos que o ser humano também está sinceramente disposto a passar fome, se isso tiver um sentido.

No entanto, vimos não só como é difícil passar fome quando não se tem nenhuma "moral", mas vimos também como é difícil exigir moral de uma pessoa quando se permite que ela passe fome. Certa vez, precisei emitir um parecer jurídico de cunho psiquiátrico sobre um jovem rapaz que – numa situação de extrema necessidade – havia furtado um pão. O respectivo tribunal colocou a questão pertinente de saber se o jovem seria "inferior" ou não. Em meu parecer, tive de admitir que, do ponto de vista psiquiátrico, ele não poderia, em hipótese alguma, ser considerado inferior. No entanto, não fiz isso sem explicar ao mesmo tempo que, nessa situação concreta, ele já teria que ser superior para, diante da fome, resistir à tentação!

Podemos dar sentido à vida não só ao sermos ativos respondendo as suas questões concretas, conscientes de nossa responsabilidade. Podemos satisfazer as exigências da existência não só como pessoas que agem, mas também como pessoas que amam: em nossa entrega amorosa ao belo, ao grandioso, ao bom. Devo apresentar-lhes agora, por exemplo, uma frase que mostra que e como a vivência da beleza pode tornar a vida plena de sentido? Prefiro me limitar ao seguinte exercício intelectual: Imaginem que vocês estão sentados num auditório de concerto ouvindo sua sinfonia predileta, e em seu ouvido ressoam os atos preferidos dessa sinfonia, deixando-os tão emocionados que têm arrepios. E agora imaginem se seria concebível o que psicologicamente é tão impossível: que, nesse momento, alguém pergunte – se a vida tem sentido. Creio que me darão razão se afirmar o seguinte: Nesse caso, vocês poderiam dar somente esta resposta: "Ter vivido unicamente para este momento – já teria valido a pena!"

Algo semelhante pode se passar inclusive com alguém que não vivencia a arte, mas a natureza, e pode se passar igualmente com alguém que vivencia uma pessoa. Ou não conhecemos o sentimento que nos domina em relação a uma determinada pessoa, o qual, em geral, pode ser expresso nos seguintes termos: que exista no mundo uma pessoa assim, só isso já torna este mundo e uma vida nele plenos de sentido.

Nós damos sentido à vida ao atuar, bem como ao amar – e, por fim: ao sofrer. Pois na maneira como uma pessoa se posiciona em relação à limitação de suas possibilidades de vida, quando afeta seu agir e seu amar, na maneira como ela se comporta em relação a essa limitação – na maneira como toma sobre si o seu sofrimento nessa situação –, em tudo isso ela ainda é capaz de realizar valores.

É também na maneira como nos comportamos diante das dificuldades que se revela quem somos. Também desse modo a vida pode ser preenchida com sentido. Não esqueçamos também do espírito do esporte – esse espírito realmente tão humano! O que o esportista faz a não ser criar dificuldades para si para crescer com elas? É claro que, em geral, não é válido criar dificuldades para si. Geralmente, acontece, antes, que o sofrimento numa situação de infortúnio só é sofrimento que faz sentido quando esse infortúnio decorre do destino; portanto, é inevitável e incontornável.

O destino, aquilo que acontece a nós, pode, em todo caso, ser moldado – de uma maneira ou de outra. "Não há situação que não possa ser melhorada, ou pela realização ou pela tolerância", diz Goethe. *Ou mudamos o destino – se for possível – ou o acolhemos de boa vontade – se for necessário.* Interiormente, podemos, em ambos os casos, crescer com ele, com o infortúnio. E agora entendemos também o que Hölderlin quer dizer quando escreve: "Quando piso sobre o meu infortúnio, fico acima dele".

Deve parecer errôneo quando as pessoas simplesmente reclamam sobre seu infortúnio ou ficam zangadas com o seu destino. O que teria sido de nós sem o nosso destino? De que outra forma a não ser sob seus golpes de martelo, na incandescência de nosso sofrimento, nossa existência teria adquirido sua forma e configuração? Quem se rebela contra o seu destino – portanto, contra aquilo que ele realmente não consegue influenciar e *que ele certamente não pode mudar* – não compreendeu o sentido do destino. O destino faz parte, inteiramente, da totalidade de nossa vida. E nem o mais ínfimo aspecto do que diz respeito ao destino pode ser arrancado dessa totalidade, sem destruir o todo, a configuração de nossa existência.

O destino faz parte, portanto, da nossa vida e, assim, também o sofrimento; pois, se a vida tem sentido, também o sofrimento tem sentido. Desse modo, também o sofrimento é, desde que exista sofrimento necessário, a possibilidade de algo pleno de sentido. Enquanto tal, ele é, de fato, reconhecido e valorizado por toda a parte. Há alguns anos, chegou até nós a notícia de que a Organização de Escotismo da Inglaterra homenageou três jovens pelas realizações máximas que haviam alcançado. E quem recebeu essas homenagens? Três jovens que estavam incuravelmente enfermos no hospital e, apesar disso, suportavam seu difícil destino de maneira valorosa e digna. Com isso, reconheceu-se publicamente que o justo sofrimento do destino autêntico representa uma realização, e, na verdade, até mesmo a realização mais elevada possível. A alternativa para a sentença de Goethe citada acima, portanto, numa abordagem mais aprofundada, não está mais inteiramente correta. Em última instância, a questão não pode ser realização ou tolerância – em certas circunstâncias, a tolerância, por si só, é a maior realização.

O caráter essencial de realização do sofrimento verdadeiro, na minha opinião, talvez tenha sido exposto da forma mais clara numa expressão de Rilke, que certa vez escreveu o seguinte: "Wie viel ist aufzuleiden!" [Quanto é preciso para dar conta de um sofrimento!] A língua alemã conhece somente o termo "aufarbeiten" [dar conta de uma tarefa] – Rilke, porém, concebeu que a realização plena de sentido de nossa vida pode suceder pelo menos tanto no sofrimento como no trabalho.

A partir do fato de que, em cada caso, só pode haver uma alternativa de dar sentido à vida, ao momento; de que, portanto, em cada caso, só pode haver uma decisão sobre como responder; de que, no entanto, toda vez trata-se de uma questão bem concreta colocada pela vida para nós; disso tudo resulta o seguinte: A vida sempre oferece uma possibilidade de realização de sentido. Facultativamente ela sempre tem um sentido. Inclusive seria possível dizer que a existência humana permite ser moldada com sentido "até o último suspiro". Enquanto o ser humano respirar, enquanto ainda estiver consciente, ele tem responsabilidade pela respectiva resposta às questões da vida. Isso não deve nos causar surpresa se recordarmos o que constitui o fato fundamental da condição humana – a condição humana nada mais é do que ser consciente e ser responsável!

Se, porém, a vida propicia sempre um sentido, se depende somente de nós realizá-la, em cada momento, com aquele possível sentido – em contínua transformação –, se, portanto, está inteiramente no âmbito de nossa responsabilidade e da nossa decisão realizar o respectivo sentido, então sabemos muito bem uma coisa: Certamente, algo absurdo e absolutamente sem sentido é – jogar a vida fora. O suicídio não é, pois, de forma alguma, uma resposta para qualquer questão; o suicídio nunca consegue resolver um problema.

Anteriormente, já recorremos ao jogo de xadrez como metáfora para a posição do ser humano na existência, para o fato de ele estar posto diante de uma questão existencial. Com nossa metáfora da "melhor jogada de xadrez" quisemos mostrar como a questão da vida em cada caso somente pode ser concebida como uma questão concreta, como uma questão que se refere sempre a uma pessoa e sempre a uma situação, sempre a um ser humano e sempre a um momento – a um aqui e a um agora. Ora, temos que recorrer novamente à metáfora do jogo de xadrez – agora que é importante evidenciar que a tentativa de "solução" de um problema existencial através do suicídio é absolutamente desprovida de sentido.

Imaginemos simplesmente o seguinte: Um jogador de xadrez, confrontado com um problema do jogo de xadrez, não encontra a solução, e – o que ele faz? – ele joga as peças para fora do tabuleiro: Essa atitude é uma solução do problema de xadrez? Claro que não. É dessa maneira, no entanto, que age o suicida: Ele joga sua vida fora e pensa com isso ter solucionado um problema existencial aparentemente insolúvel. Ele não sabe que, com isso, infringe as regras do jogo da vida – assim como aquele jogador de xadrez da metáfora desconsidera as regras do jogo de xadrez, segundo as quais um problema de xadrez só pode ser solucionado por meio de saltos com o cavalo, roque ou sabe Deus o que mais, em todo caso somente pode ser solucionado através de uma jogada de xadrez, e, de modo algum, através do comportamento descrito. Ora, também o suicida infringe as regras do jogo da vida. Essas regras não exigem que vençamos a qualquer preço – *mas certamente exigem que, de maneira alguma, abandonemos a luta.*

Talvez agora alguém argumente que admite que o suicídio é desprovido de sentido; mas que a vida, por si só, já não se torna desprovida de sentido simplesmente diante da realidade da morte natural iminente que atinge todo ser humano? Não deveria esse fato fazer parecer, de antemão, desprovido de sentido todo nosso princípio – já que nada é de caráter duradouro? Vamos tentar responder a esse argumento, invertendo a questão. Perguntemos simplesmente: E se fôssemos imortais? A resposta pode ser a seguinte: Se fôssemos imortais – poderíamos protelar tudo, mas realmente tudo. Pois nunca teria importância se fizermos algo agora ou amanhã ou depois de amanhã ou em um ano ou em dez anos, ou quando for. Se não somos ameaçados por nenhuma morte e nenhum fim, nenhuma limitação das possibilidades, não vemos nenhum motivo para realizar exatamente agora uma ação ou nos dedicar precisamente agora a uma vivência – enfim, haveria tempo, nós teríamos tempo, infinitamente muito tempo. Por outro lado, o fato e somente o fato de que somos mortais, de que nossa vida é finita, de que nosso tempo é limitado e de que nossas possibilidades são restritas, é esse fato que faz parecer com sentido fazer alguma coisa, aproveitar uma oportunidade e concretizá-la, realizá-la, aproveitar e preencher o tempo. A morte significa a pressão para fazer isso. Assim, a morte representa, em primeiro lugar, o pano de fundo em que nosso ser é precisamente um ser responsável.

Ao olharmos para as coisas desse modo, fica demonstrado que, em essência, é irrelevante o quanto dura uma vida humana. Sua longa duração está longe de dar-lhe sentido – e sua eventual brevidade está longe de torná-la desprovida de sentido. Igualmente avaliamos a biografia de um ser humano concreto não pela quantidade de páginas do livro que a apresenta, mas simplesmente pela abundância de conteúdo que ele contém. E, nessa ocasião, teríamos que abordar brevemente a questão de saber se o fato de a vida de um ser humano não ser reproduzida talvez já a torne, por si só, desprovida de sentido. Quanto a isso, podemos responder: ou a vida, a vida individual, tem sentido – aí ela deve manter seu sentido também quando não é reproduzida, quando não é confiada a essa – a propósito: altamente ilusória – "perpetuação" biológica. Ou, porém, a vida individual, a vida do ser humano individual, não tem nenhum sentido – aí ela também jamais adquiriria sentido simplesmente pelo fato de buscar se "perpetuar" através da reprodução. Pois perpetuar algo em si "desprovido de sentido" é, por si só, desprovido de sentido.

A partir de tudo isso, pode-se vislumbrar apenas uma coisa: A morte faz parte, significativamente, da vida – bem como o sofrimento humano. Ambos não tornam a existência do ser humano desprovida de sentido, mas, antes de tudo, plena de sentido. É, pois, justamente o caráter único da nossa existência no mundo, a irrecuperabilidade de nosso tempo de vida, a irrevogabilidade de tudo aquilo com o que a realizamos – ou com o que deixamos de realizá-la –, isso é o que confere significado a nossa existência. Mas não é só o caráter único da vida individual como um todo que lhe dá relevância – também o caráter único de cada dia, de cada hora, de cada instante, representa algo que carrega nossa existência com a relevância de uma responsabilidade assustadora e, no entanto, tão magnífica! A hora cuja exigência não realizamos, não realizamos de uma maneira ou de outra, essa hora se perde "por toda a eternidade". Inversamente, porém, aquilo que, aproveitando a oportunidade do momento, realizamos é, de uma vez por todas, salvaguardado na realidade, numa realidade em que aquilo é só aparentemente "anulado" ao se tornar passado. Nele, aquilo que realizamos é, na verdade, guardado inteiramente no sentido de "ser conservado"! O ser passado talvez seja, nesse sentido, a forma mais garantida de ser em geral. A "transitoriedade" não pode mais afetar o ser que salvaguardamos desse modo no "passado".

Claro que, no seu aspecto biológico, nossa vida é, por natureza, transitória. Nada permanece dela – e, no entanto: quanto [permanece dela]! O que permanece dela, o que restará dela – o que de nós pode sobreviver é aquilo que foi realizado durante nossa existência e que continuará a repercutir para além de nós. Nossa vida perde sua eficácia – e, nesse sentido, se assemelha, por exemplo, ao rádio, cuja materialidade igualmente se converte, no decorrer da sua "vida útil" (e sabemos que os materiais radioativos têm uma vida útil limitada), gradualmente, em energia radiante, para nunca mais retornar à materialidade. O que "irradiamos" no mundo, as "ondas" que emanam do nosso ser – isso é o que permanecerá de nós quando nosso ser, em si mesmo, há muito tiver perecido.

Há um meio simples – pode-se quase dizer: um artifício –, para tornar claramente visível, em toda a sua grandeza, a responsabilidade com a qual nossa existência está carregada em cada momento – uma responsabilidade diante da qual somente podemos ficar trêmulos e, em última instância, de alguma forma, alegres. Com efeito, há uma espécie de imperativo categórico, portanto, uma fórmula do "aja como se" – formalmente similar à conhecida máxima de

Kant; e ela teria eventualmente o seguinte teor: "Viva como se já estivesse vivendo pela segunda vez e como se na primeira vez você tivesse agido de maneira tão equivocada como estás prestes a agir agora!"

A finitude essencial de nossa existência no tempo, que aparece na situação da morte que está diante de nós, ainda que num horizonte distante, não é o único elemento que dá sentido a essa existência. Inclusive nossa finitude na convivência do ser humano individual tampouco torna a vida de cada indivíduo desprovida de sentido, mas torna-a plena de sentido. Aqui se faz referência à realidade de nossa imperfeição, de nossa incompletude, de nossas limitações interiores, como são dadas, por exemplo, com as distintas estruturas do ser humano. Antes, porém, de levarmos a cabo a reflexão que deve nos conduzir ao sentido especificamente de nossa imperfeição, queremos indagar se o desespero de um ser humano a respeito de sua própria imperfeição e insuficiência alguma vez pode subsistir justificadamente. Temos que perguntar se um ser humano que mede seu ser com base num dever, que, portanto, aplica a si mesmo o padrão de um ideal, alguma vez pode ser inteiramente desprovido de valor. Não ocorre, antes, que justamente o fato de ele poder se desesperar a respeito de si mesmo, de alguma forma, já o justifica e, em certa medida, retira, afinal, a justificativa de seu desespero? Ele poderia, sobretudo, julgar sobre si mesmo se fosse tão desprovido de valor que nem sequer tem uma visão do ideal? O distanciamento do ideal, uma vez que ele o identifica, já não confirma o fato de que ele não renunciou inteiramente a esse ideal?

E agora sobre a questão do sentido de nossa imperfeição e de nossas unilateralidades: Não nos esqueçamos que cada ser humano individual é imperfeito, mas cada um é imperfeito de uma maneira diferente – cada um "do seu jeito". E só ele é imperfeito do jeito que ele é. Desse modo, ele se torna, para expressar positivamente, de alguma maneira insubstituível, inconfundível, impermutável. Desse modo, o mundo biológico nos oferece um modelo bastante apropriado. Originalmente, no desenvolvimento dos seres vivos, as células são, notoriamente, "capazes de tudo" – uma célula "primitiva" pode tudo: ela pode comer, mover-se, reproduzir-se, de alguma maneira "perceber" seu ambiente etc. Somente na sequência do longo desenvolvimento que leva a grupos organísmicos de células, a célula individual se especializa, de modo a, por fim, servir apenas a uma única função – segundo o princípio da gradual repartição de funções no interior do organismo inteiro. Com o sacrifício da "perfeição" original de suas capacidades, ela adquiriu, então, um caráter insubstituível de cunho funcional e relativo! Desse modo, por exemplo, uma célula da retina do olho não consegue mais comer, nem se mover, nem se reproduzir; mas aquilo que ela consegue: ver – isso ela agora faz de maneira excepcional, e, nessa sua função específica, ela se tornou inconfundível: Ela não é, em hipótese alguma, substituível, por exemplo, por uma célula da pele, uma célula muscular ou uma célula germinal.

Assim como nas observações anteriores a morte revelou ser necessariamente plena de sentido ao fundamentar o *caráter único de nossa existência* e, com ela, o nosso ser responsável, agora a imperfeição do ser humano revela ser necessariamente plena de sentido ao – vista como detentora de um valor positivo – representar-se como algo que constitui a *singularidade de nossa essência*. Essa singularidade como valor positivo, no entanto, não pode basear-se em si mesma – a singularidade de cada ser humano individual obtém significado valorativo, antes, através do fato de que ela (de modo análogo ao significado funcional de uma célula individual para o organismo inteiro) se refere a um todo superior, ou seja, a uma comunidade humana. A singularidade pode ser valiosa somente se não for singularidade para si, mas singularidade para a comunidade humana. O simples fato de que o indivíduo humano possui moldes de sulcos de pele inteiramente "singulares" nas pontas dos dedos é relevante, no máximo, para os criminalistas, para a criminologia ou para a investigação criminal. No entanto, essa "individualidade" biológica de cada indivíduo ainda não faz dele uma "personalidade", ainda não faz dele um ser vivo que, em sua singularidade, é valioso para a comunidade.

Ao tentarmos sintetizar numa fórmula o caráter único da existência e a singularidade de cada ser humano e essa singularidade como uma singularidade "para" – portanto, uma singularidade que se refere aos outros, à comunidade –, uma fórmula que deve nos recordar da "tremenda e magnífica" responsabilidade do ser humano, da "seriedade" de sua vida, poderíamos recorrer a um dito que Hillel, um dos fundadores do Talmud, há quase dois mil anos, considerou seu lema. Esse dito é o seguinte: "Se eu não o faço – quem mais o fará? Se, porém, faço apenas por mim – o que sou então?" – "Se não eu..." aí está a singularidade de cada pessoa individual. "Se por mim..." – aí está a ausência de valor e de sentido dessa singularidade, visto que ela não é uma singularidade a serviço. "E se não agora..." aí está o caráter único de cada situação individual!

Em resumo, o que tínhamos para dizer sobre a questão do "sentido" da vida pode ser formulado da seguinte forma: A vida em si significa ser indagado, significa responder – justificar sua própria existência. Assim, a vida parece não mais uma circunstância, mas uma incumbência – ela é, em cada momento, tarefa. Daí resulta, porém, que ela se torna tanto mais plena de sentido, quanto mais difícil for. O atleta, por exemplo, o alpinista, que *procura* por desafios, cria as dificuldades até por si mesmo: Quão contente fica o alpinista ao encontrar numa escalada mais uma difícil "variante" – uma ainda mais difícil! Nesse ponto, é preciso mencionar, no entanto, que a pessoa religiosa se distingue na sua percepção da vida, na sua "concepção do ser", na medida em que ela vai um passo adiante, vai além das pessoas que entendem a vida como tarefa, ao vivenciar junto com a tarefa aquela instância que "estabelece" para ela uma tarefa, ou que a coloca diante de tarefas – a pessoa divina! Em outras palavras: A pessoa religiosa vivencia sua vida como missão divina.

E o que, como resumo final, podemos afirmar sobre a questão do "valor" da vida? O ponto de vista que se oferece talvez possa ser expresso da maneira mais precisa com as seguintes palavras de Hebbel: "A vida não é algo; é a oportunidade para algo!"

O sentido e o valor da vida

II

Uma das conclusões a qual tentamos chegar em nossa primeira conferência é o seguinte: Se a vida tem um sentido, também o sofrimento deve ter um sentido. O sofrimento inclui a doença. "Inclui", dissemos; pois "sofrimento" e "doença" não são a mesma coisa. O ser humano pode sofrer sem estar doente e pode estar doente sem sofrer. De tal modo o sofrimento é uma questão humana por excelência que, de alguma forma, já pertence à vida humana enquanto tal, que eventualmente o não sofrer pode ser doentio. Isso vemos, nomeadamente, no caso daquelas doenças que se costuma designar de doenças mentais e que, apesar disso, nada mais são que doenças do espírito. O espírito nem sequer pode ficar doente. O espiritual pode ser apenas verdadeiro ou falso, válido ou invalido, nunca, porém, doente. Aquilo que pode estar doente, que pode adoecer, é unicamente o psíquico. Nesses casos de enfermidade psíquica, no entanto, e naqueles que, em si mesmos, não têm uma causa psíquica, mas que são provocados, em última instância, a partir do corporal – justamente nas chamadas doenças mentais (psicoses, em oposição as neuroses de causa psíquica): Aqui se revela ocasionalmente que a incapacidade de sofrer é um sintoma.

Uma pessoa que teve uma infecção sifilítica corre o risco de contrair, em certa medida, com uma determinada pequena porcentagem de probabilidade, anos ou décadas mais tarde, uma doença sifilítica cerebral, chamada demência paralítica. Visto que ela não sabe que – através do exame do seu líquido cefalorraquidiano, realizado em certas épocas, ou seja, em certos intervalos – pode-se diagnosticar de maneira precisa e segura se ela faz parte desses casos de risco ou não, ela temerá o surgimento desse distúrbio mental. (A propósito, gostaria de assinalar que, nos casos de diagnóstico positivo de líquido cefalorraquidiano, esse distúrbio pode ser prevenido através de um tratamento para malária, bem como a já existente demência paralítica pode ser curada através desse tratamento precoce.) Esse temor da demência paralítica pode alcançar, por sua vez, dimensões patológicas. Ele mesmo pode ser, portanto, exacerbado até o patológico, até o neurótico. O que vemos, porém, quando essa pessoa de fato adoece de demência paralítica, quando a doença temida (de modo patológico) de fato se manifesta? Então, no mesmo instante, ela para de continuar a temê-la. E por quê? Porque faz parte do quadro patológico da demência paralítica que ela envolva a pessoa afetada numa atmosfera agradável, a partir da qual ela não consegue sofrer – quase não consegue sofrer sob o "sofrimento" do qual sofre.

O médico evita, em geral, falar na presença de um doente ou diretamente para ele sobre o diagnóstico de uma patologia grave e geralmente tão temida, como é a demência paralítica. Ora, justamente no caso de uma pessoa com essa enfermidade as preocupações são infundadas. Para a pessoa com demência paralítica, o médico pode dizer abertamente de que doença se trata: O paciente afirmará sorrindo que o diagnóstico está incorreto. E quando o médico indica que o doente não está nem sequer em condições de falar direito, este permanece inteiramente inabalado e – como em geral nesses casos – joga a culpa de seu distúrbio da fala nos seus dentes ruins ou na sua dentição ruim.

Tudo o que impressiona ou abala o ser humano normal passa pelo ser humano cuja capacidade de sofrer é debilitada por uma patologia psíquica, sem tocá-lo ou impressioná-lo. Tomemos como exemplo simplesmente a internação numa clínica psiquiátrica! Lembro-me de um paciente com demência paralítica, que entrou no quarto em que os médicos da clínica examinavam pela primeira vez os pacientes recém-chegados: Com um sorriso jovial e num espírito pronunciadamente alegre, saudou-nos com palavras que expressavam o quanto ele se alegrava em estar conosco. E, mais tarde, ao ser preparado para uma punção, ele não mostrou o menor medo, dizendo apenas: "Eu sei porque fazem tudo isso comigo: para que eu não fique entediado!" E quando, enfim, realizou-se a punção, na qual ele de qualquer forma teve que sentir uma fisgada, ele soltou, é verdade, um "ai" – por assim dizer, baseado em reflexos –, não, porém, sem acrescentar logo em seguida: "isso foi sutil [...]".

Quando se ignora o fato de que precisamente o ser humano psiquicamente doente, em especial o ser humano doente no sentido da "doença mental", perdeu a capacidade normal de sofrer, então pode acontecer o que um dia aconteceu comigo: Eu fazia o serviço de internação numa clínica psiquiátrica e fui chamado para uma nova internação no respectivo pavilhão. Ao chegar ali, encontrei uma mulher mais velha e uma mais nova, evidentemente, mãe e filha. A mãe se comportava de forma totalmente agitada lamentando que toda essa situação era horrível, ao passo que a filha se esforçava para acalmar e consolar a mãe assegurando que tudo ficaria bem de novo. Quando, enfim, ao dirigir uma pergunta qualquer à paciente, voltei-me para a mulher tão agitada, aí ela, por trás da filha, apontou com o dedo para esta – ela era a doente! A própria doente nem estava agitada, nem estava chocada com sua internação numa clínica psiquiátrica. Precisamente a partir de sua doença, ela reagiu a situação de ser internada numa clínica psiquiátrica – algo que certamente não era corriqueiro e muito menos agradável – com relativa apatia. É que a reação anormal (agitada, emocional) diante de uma situação anormal representa o comportamento normal.

No entanto, também há estados patológicos psíquicos em que, paradoxalmente, o ser humano sofre justamente pelo fato de não conseguir sofrer! Há uma forma especial de melancolia que não vem acompanhada, como a costumeira, com uma indisposição emotiva no sentido de tristeza e medo, em que os doentes reclamam exclusivamente de que não conseguem se alegrar nem sofrer, de que não são capazes de sentir nenhuma emoção, nem no sentido de vivências agradáveis nem desagradáveis, que elas seriam apáticas e insensíveis; sim esses doentes reclamam até do fato de que nem sequer conseguem chorar. O desespero dessas pessoas justamente com o fato de não estarem em condições de sofrer inclui até o maior desespero com que o psiquiatra pode algum dia se deparar. Quão profundamente deve residir na consciência do ser humano, portanto, o conhecimento de que o sofrimento faz parte da vida real!

No entanto, para nós mesmos, esse fato não é tão estranho como pode parecer à primeira vista. Também na vida psíquica normal, o ser humano sabe de alguma maneira que todo o sofrimento, na verdade, faz parte da vida. Pois, indaguemo-nos simplesmente, e de maneira sincera e séria, se queremos anular as vivências tristes do passado de nossa vida, por exemplo, de nossa vida amorosa, se queremos viver sem tudo aquilo que ocorreu de doloroso, das "sofrências". Nesse caso, certamente todos diremos que não. Pois, de alguma maneira, sabemos que crescemos e amadurecemos interiormente nessas etapas e períodos – ainda que desagradáveis – de nossa existência.

Agora, pode ser que um ou outro dentre vocês argumente que isso é uma ilusão sofística, de certa maneira, uma manobra demagógica de minha parte; eu deveria perguntar para uma pessoa que (e enquanto ela ainda) se encontra "em meio" ao sofrimento – para ela eu deveria perguntar se ela diz sim para seu sofrimento enquanto tal! Ora, também nesse aspecto existem experiências, experiências vivas e imediatas:

Não faz muito mais do que um ano, lá estavam os homens do campo de concentração nas valas e labutavam e cavavam com pás e picaretas o chão coberto de gelo, de tal modo que as faíscas voavam. E assim que o guarda de serviço se afastava do grupo e que, durante um tempo em que não eram observados, as pás e picaretas descansavam nas mãos cansadas, iniciavam-se as conversas entre os homens lá fora no "comando exterior", e essas conversas no local de trabalho – eram sempre as mesmas, elas giravam, com automatismo psíquico assustador, reiteradamente em torno do mesmo pensamento: a comida. Aí se trocavam receitas culinárias e se compilavam cardápios e um perguntava para o outro sobre seu prato predileto ou fazia comentários entusiasmados sobre petiscos – e imaginavam o que iriam servir uns aos outros quando um dia, após a libertação do campo, fossem convidá-los para uma refeição. No entanto, os melhores dentre eles não desejavam esse dia da libertação para que pudessem saborear delícias gastronômicas, mas por um motivo bem diferente: para que, enfim, acabasse toda essa condição indigna do ser humano em que obrigatoriamente não se consegue pensar em outra coisa do que meramente na comida; essa condição em que não se consegue pensar em outra coisa do que se já são 10:15h ou 10:30h da manhã ou 12:30h ou 12:45, e quantas horas ainda se passarão nessa cova fria, com o estômago vazio, até que chegue a breve pausa do meio-dia ou até que chegue final da tarde e se possa iniciar a marcha para o campo, para, enfim, na cozinha, pegar o prato de sopa. Como ansiávamos, naquela época, por sofrimento humano verdadeiro, por problemas humanos verdadeiros, por conflitos humanos verdadeiros – em vez dessas questões indignas da comida ou da fome, do frio ou do sono, do trabalho penoso ou do ser flagelado. Com que melancolia e tristeza recordávamos daquela época em que ainda tínhamos nossos sofrimentos, problemas e conflitos humanos, e não os sofrimentos e as vicissitudes de um animal. Mas também voltado para o futuro – quão autêntico não era nosso anseio pela condição em que, de forma alguma, pudéssemos viver sem sofrimento, sem problemas e livres de conflitos, em que, antes, tivéssemos de sofrer, mas sofrer aquele sofrimento imposto com sentido ao ser humano enquanto tal.

Já ouvimos que a realização do sentido é possível em três direções principais. O ser humano pode dar sentido a sua existência, em primeiro lugar, ao fazer alguma coisa, ao agir, ao criar algo – ao realizar uma obra. Em segundo lugar, contudo, também ao vivenciar algo – amar a natureza, a arte, as pessoas. E, em terceiro lugar, o ser humano pode, também onde lhe é dada a oportunidade na primeira ou na segunda direção, valorizar a sua vida, encontrar nela um valor – justamente quando toma uma posição diante das imutáveis, fatídicas, incontornáveis e ineludíveis limitações de suas possibilidades, na maneira como se posiciona e se comporta em relação a elas, como assume sobre si esse destino. No decurso da vida, o ser humano tem que estar preparado para, de acordo com a respectiva "exigência do momento", mudar – muitas vezes, repentinamente – a direção dessa realização do sentido. Pois já indicamos que o sentido da vida somente pode ser um sentido concreto, tanto em relação a cada ser humano individual como a cada momento individual: A questão que a vida nos coloca muda de pessoa para pessoa bem como de situação para situação. Pretendo agora mostrar, com base num caso exemplar, como essa mudança de direção tanto foi "exigida" pelo destino como realizada "obedientemente" pela pessoa em questão.

Trata-se de um jovem homem que levava uma vida profissional ativa e profícua – ele era um designer publicitário muito ocupado –, o qual, no entanto, foi arrancado repentinamente de sua profissão ao adoecer de um tumor maligno na medula espinhal, impossível de ser operado e em estado avançado. Esse tumor levou-o rapidamente à paralisia nos braços e nas pernas. Agora, ele não podia mais manter a direção em que havia, com sentido, moldado fundamentalmente sua vida, ou seja, a direção de ser ativo: Ele foi redirecionado, impelido numa outra direção – o ser ativo foi-lhe interditado cada vez mais, e foi direcionado gradualmente para encontrar, numa vivência passiva, o sentido de sua situação limitada e, mesmo no âmbito de possibilidades tão limitadas, conseguir dar sentido à vida. O que o nosso paciente fez? Deitado no hospital, ocupou-se intensamente com leituras. Leu livros, para os quais antes, durante sua vida profissional cheia de compromissos, nunca havia encontrado tempo. Ele ouvia dedicadamente músicas no rádio e travava as conversas mais animadas com outros pacientes. Ele se retirou, portanto, para aquele campo da existência no qual é possível ao ser humano, além de ser ativo, realizar a tarefa de dar sentido à vida, de dar respostas às questões da vida, acolhendo de modo passivo o mundo no si-mesmo.

Desse modo, é compreensível que essa intrépida pessoa também agora não tivesse de modo algum o sentimento de que sua vida – inclusive com todas as limitações – tenha se tornado desprovida de sentido. Mais tarde, no entanto, chegou o momento em que sua enfermidade avançou tanto que suas mãos não conseguiam mais segurar um livro – tamanha era a falta de força muscular. Ele também não conseguia mais suportar os fones de ouvido – tamanhas eram as neuralgias que eles causavam no seu crânio. E, por fim, teve dificuldades também para falar, ficando impossibilitado de continuar a ter suas espirituosas discussões com os outros doentes. Desse modo, esse homem foi redirecionado outra vez, encaminhado pelo destino – a partir de agora, porém, não apenas a partir da esfera da criativa realização de valores, mas também a partir da esfera dos valores vivenciais. Essa era a situação determinada pela doença na última etapa da sua vida. Mas também dela ele ainda conseguiu extrair sentido – especificamente na maneira como ele se posicionou em relação a essa situação. Nosso paciente sabia muito bem que seus dias e, por fim, suas horas estavam contados. Lembro-me claramente da visita médica que, naquela ocasião, tive que fazer como médico plantonista naquele hospital na última tarde que esse homem vivenciou. Quando passei pela sua cama, ele acenou para mim. Falando com dificuldade, ele me deixou entender que, pela manhã, havia ouvido do médico principal que o Prof. G. recomendara aplicar uma injeção de morfina no doente em suas horas derradeiras para aliviá-lo das agonias iminentes. Visto que ele tem motivo para supor que, continuou ele, na próxima noite já teria "chegado a sua hora", ele me pede para já agora lhe aplicar a injeção, mesmo durante a visita médica – para que a enfermeira do turno noturno não tenha que me chamar e, por causa dele, tenha que me perturbar especialmente ao dormir...

Nas últimas horas de sua vida, esse homem ainda estava pensando em poupar, em vez de "perturbar" os outros! Além de toda intrepidez com a qual ele suportou todo seu sofrimento e toda a dor – cuja realização, não profissional, mas realização humana sem paralelo reside, porém, nesse simples comentário, nessa vontade de levar os outros em consideração, literalmente ainda na hora derradeira! Vocês me entenderão se eu afirmar agora: Nenhuma ilustração publicitária por mais admirável que seja, nem a melhor e mais bela do mundo, que esse paciente tivesse realizado na época em que estava em plena atividade profissional, teria se igualado em termos de realização – a essa simples realização humana que se expressou no comportamento descrito desse homem em suas últimas horas de vida.

Desse modo, constatamos que uma enfermidade não acarreta necessariamente uma perda do sentido, um empobrecimento do sentido da existência; ela é, antes, a possibilidade de algo pleno de sentido. O seguinte caso revela que uma perda do sentido não tem que ocorrer necessariamente, mesmo que uma pessoa sofra uma perda física, corporal: Certo dia, um dos mais ilustres juristas da Áustria foi internado num hospital em que, naquela época, eu trabalhava. Por causa de arteriosclerose, apareceu um "ardor", e foi preciso submeter o paciente a amputação da perna. Depois de resistir bem à operação, certo dia chegou o momento em que ele deveria fazer as primeiras tentativas de andar com uma perna. Com minha assistência, ele se levantou da cama e começou, árdua e miseravelmente, a saltitar sobre uma perna, como um pardal. Em seguida, ele subitamente irrompeu em lágrimas: o ancião venerável e mundialmente famoso que eu amparava com as minhas mãos chorou suavemente como uma criança pequena. "Isso eu não suportarei – uma vida de aleijado não tem sentido!", choramingou. Então, olhei-o nos olhos e perguntei-lhe de forma enérgica, porém sarcástica: "Diga, senhor presidente, você tem a intenção de se tornar corredor de curta ou de longa distância e, como tal, ainda fazer carreira?" Espantado, ele olhou para cima. "Nesse caso", continuei, "mas somente nesse caso, eu conseguiria entender o seu desespero e o seu comentário anterior: Pois então o jogo teria acabado para você, e a sua vida futura, a continuidade da sua vida, não teria sentido. Nesse caso, você não seria levado em consideração nem como corredor de curta distância nem com corredor de longa distância. No entanto, para alguém que moldou toda uma vida plena de sentido, que trabalhou e obteve renome entre os especialistas, a vida deveria perder o sentido simplesmente porque essa pessoa perdeu uma perna?" O homem entendeu imediatamente o que eu

73

quis dizer, e um sorriso se esboçou em seu rosto cheio de lágrimas.

Portanto, a doença não precisa, de modo algum, representar uma perda de sentido. Porém, mais que isso: Às vezes, pode significar até um ganho. Para deixar evidente essa possibilidade, quero contar-lhes um caso que ocorreu num campo de concentração. Ali encontrei certa vez uma jovem, que havia conhecido anteriormente. Ao revê-la no campo, ela estava num estado deplorável e doente em fase terminal – e ela também sabia disso. Poucos dias antes de sua morte, ela disse o seguinte: "Sou grato ao destino porque me trouxe até aqui. No período anterior de minha vida de classe média, é verdade que eu tinha alguma ambição espiritual, mas, de alguma forma, não levei isso muito a sério. Agora, no entanto, estou feliz, apesar de tudo. Agora tudo se tornou sério, e eu posso, eu tenho que dar provas de mim". Ao dizer isso, ela estava mais serena do que quando a havia conhecido anteriormente. Desse modo, ela teve a oportunidade e foi "bem-sucedida" em fazer aquilo que Rilke pediu a cada ser humano ou esperou de cada ser humano: "poder morrer sua morte"! Em outras palavras, ainda conseguiu integrar significativamente a morte ao todo da vida e, mesmo na morte, realizar verdadeiramente o sentido da vida.

Por isso, não deve nos causar surpresa que existam pessoas que (nessas mudanças de ponto de vista sobre o sentido até da morte no âmbito do sentido integral da vida) não veem na doença e na morte apenas uma perda ou apenas um ganho, mas verdadeiramente uma "dádiva": Diante de mim está uma carta original – uma carta da qual quero enfatizar que não foi dirigida para mim, que o escritor, portanto, certamente não podia imaginar que, algum dia, eu utilizaria seu escrito como exemplo numa conferência. Porém, antes de ler para vocês as respectivas passagens da carta, quero lhes contar a história que a precede. Esse homem foi acometido, de forma bastante súbita, de uma grave e letal enfermidade da medula espinhal. Para possibilitar um tratamento melhor, ele passou a morar distante de Viena, na casa de campo de uma amiga. Familiares consultaram um dos mais renomados especialistas europeus, o qual se manifestou contrário a uma cirurgia. Mesmo uma cirurgia, opinou ele, poderia ter no máximo 5% de chance de sucesso. E tudo isso foi relatado por um dos familiares numa carta dirigida à dona da casa, cujo hóspede era, à época, o meu paciente. Essa carta foi trazida ao quarto numa bandeja pela criada desavisada durante o café da manhã conjunto da anfitriã com o hóspede enfermo. No escrito do doente que tenho em mãos, ele descreve tudo isso e escreve ainda o seguinte: "Desse modo, foi inevitável para [...] conceder-me acesso à carta de [...]; do contrário, ela teria que ter rompido com um costume de anos e eu também poderia ter tirado conclusões daí. – Certo dia, um amigo me pediu insistentemente para assistir com ele o primeiro filme sonoro, se bem me recordo, que era exibido em [...]: *Titanic*. Fritz Kortner, com toda sua maestria, desempenhou o papel do poeta paralítico na cadeira de rodas que, depois de tentar se erguer em vão, deixa as águas torrenciais subirem nele e, então, rezando o Pai-nosso, opõe à morte, de maneira firme e consciente, uma pequena comunidade de destino. Saí abalado dessa primeira experiência no cinema e pensei que devia ser uma dádiva do destino ir conscientemente ao encontro da morte. Agora a minha me concedeu isso! Mais uma vez posso experimentar em mim o aspecto combativo. Mas nesse combate não se trata, de antemão, de vitória, mas de uma última tensão das forças enquanto tal, de um último exercício de ginástica, por assim dizer. Eu quero suportar as dores, enquanto conseguir, sem recorrer a anestésicos. 'Combate por posições perdidas' [...] essa expressão nem deve existir no sentido de nossa visão de mundo! O que importa é o combate por si só. – Depois da leitura da carta de [...] com a opinião do professor [...] tocamos, à noite, a sinfonia n. 4, a romântica, de Bruckner. Tudo em mim estava pleno da imensidão abundante e reconfortante. – De resto, trabalho diariamente questões de matemática e não sou sentimental. Com amor, teu [...]".

Agora, certamente ninguém de vocês pode me censurar dizendo que é fácil para mim falar, mas que gostaria de ver um doente que realmente diante da morte mantém uma atitude no sentido da que eu coloco como possível e, portanto, como necessária: Para o autor da carta não era fácil falar, e, no entanto, ele agiu e mostrou que o indicado também pode ser realizado.

Ficará claro para vocês que todo insucesso exterior e todo fracasso no mundo em nada pode afetar o sentido que possa resultar do adoecer e do morrer, pois aqui se trata, antes, de um sucesso interior e que esse sucesso interior se mantém, apesar do insucesso exterior. É claro, porém, que talvez tudo isso seja válido não só para casos especiais, mas que temos que aplicá-lo a toda nossa vida e a nossa vida inteira. Pois, de alguma maneira, toda nossa vida é, afinal, malsucedida – desde que se entenda sucesso como o sucesso exterior: Nenhum sucesso exterior, nenhum efeito, nenhum fator biológico ou sociológico, lá fora no mundo – tem a garantia de se prolongar para além de nós ou de durar para sempre. O sucesso interior, no entanto, a realização de sentido interior, é algo que, se for o caso, foi alcançado "de uma vez por todas". O fato de que, muitas vezes, esse objetivo é alcançado no final da existência não afeta o sentido da vida, mas, sim, arredonda esse "final" numa consumação. É difícil tornar essas coisas visíveis e verossímeis com base em exemplos do cotidiano. Para esse fim, é melhor recorrer à arte. Lembro-os apenas da novela de Werfel, *Der Tod des Kleinbürgers* [A morte do pequeno burguês]. Nela, Werfel descreve a configuração do ser humano comum, pequeno burguês, cuja vida inteira consiste em miséria e preocupações e parece desfazer-se nelas. Então, esse homem fica doente e é levado para um hospital. E agora Werfel nos revela que esse homem trava uma luta heroica contra a morte iminente, porque sua família só receberia o prêmio do seguro se ele morrer após o dia do ano novo; do contrário, porém, não haveria cobertura do seguro. E nessa luta com a morte, nessa luta para vivenciar o dia do ano novo, nessa luta pela segurança financeira da família, esse homem simples e modesto desenvolve uma grandeza humana que somente um poeta consegue retratar. Ou lembrem-se de um acontecimento de algum modo análogo no conto de Tolstói, *A morte de Ivan Ilitch*. Também nesse caso trata-se de um ser humano burguês, que só se desespera quando tem em conta a morte e a falta abissal de sentido da existência atual, como ela agora aparece a sua consciência, mas que no desespero diante da falta de sentido se transforma, e nessa transformação, com essa transformação, ainda consegue, de alguma forma, dar sentido retroativamente a sua vida inútil, sim, justamente através dessa vivência da inutilidade anterior, ele dedica sua vida como um todo a ser uma vida plena de sentido.

Se depois de tudo isso ficou demonstrado que também a vida doente, sim, também a vida diretamente condenada à morte, não representa, de modo algum, uma vida sem sentido, temos que agora nos dedicar à questão de saber com que direito pôde ser afirmado que a pessoa doente ou diretamente condenada à morte, o "moribundo", é uma pessoa sem valor, que sua vida é uma "vida indigna de ser vivida". Queremos abstrair, sobretudo, de todo valor no sentido de utilidade, portanto, de todo "valor de utilidade", que inclusive a vida de indivíduos doentes, sim, exatamente a vida deles poderia ter, uma vez que ela poderia contribuir para a descoberta de novas doenças ou para a criação de novos tratamentos. Por que, no entanto, queremos eliminar de antemão esse ponto da avaliação?

Na nossa opinião, incluir esse ponto seria um direito, no máximo, da própria pessoa doente. Na perspectiva dela, pode parecer justificada a questão de saber que "valor" sua vida doente poderia ter para a ciência. Sabemos que muitas pessoas legam seus cadáveres para uma instituição de anatomia, a fim de prestarem um serviço à ciência mesmo depois do fim de suas vidas. Na nossa perspectiva, porém, na perspectiva do médico, é inadmissível essa avaliação extremamente objetiva do ser humano. É certo que ao médico "cabe" ser objetivo, a atitude médica em relação ao doente é necessariamente cheia de distanciamento interior. Basta considerar como se desenrola uma visita médica no hospital. Tem-se em vista não as pessoas, mas o "caso". O assistente, que "conduz" o médico principal durante a visita, apresenta cada um dos doentes como "um caso" dessa ou daquela doença. Em geral, o médico também tende a tratar a doença e não o doente, não a pessoa doente. E, repetidamente, ouve-se a expressão "isso é um caso de..." Observem: "isso" – portanto, não "o", não esse ser humano. Em seguida: "é", portanto, não "tem" – desse modo, não se trata de uma fala sobre uma doença que esse ser humano tem, mas apenas sobre o caso que esse ser humano "é". Então: "um" caso, portanto, um caso qualquer, o mero representante de uma determinada doença – ou talvez o caso número tal e tal de uma série, chamada de "material" doente. Com essas expressões que se infiltram inconscientemente no jargão médico, está suficientemente caracterizado como é profunda e ampla essa tendência de distanciamento por parte do médico e essa reificação do ser humano. O bom médico, que notoriamente sempre é também uma boa pessoa, o bom médico é chamado, repetidamente, a retornar da objetividade para a humanidade. Quanto mais objetiva sua atitude ameaça se tornar – e ela se torna justamente em virtude dos casos de doença psíquica –, tanto mais ele irá impor em si a mudança para uma atitude humana, ainda que seja apenas ao ocasionalmente se perguntar: Bom – isso é "um caso de loucura juvenil" – então: O que eu faria no seu lugar...? – É uma questão à parte que não queremos continuar a abordar aqui, ou seja, que é essa conversão para o humano, esse afastamento da atitude científica, puramente objetiva, em direção a uma atitude humana e propriamente médica, que é essa humanidade no médico que descobre, afinal, o humano no doente (o que é significativo, sobretudo, no caso do psicoterapeuta) – e, além disso, desperta o humano no doente (o que, por sua vez, é decisivo, principalmente na psicoterapia).

Se, portanto, é colocada a questão a respeito da mera utilidade da vida doente para a sociedade humana e para o progresso econômico, então essa questão já revela um ponto de vista desumano e, por conseguinte, não médico, um ponto de vista de radical reificação e degradação do ser humano, o qual de antemão recusamos adotar. Mesmo o ser humano psiquicamente doente não "é" para nós nenhuma doença, mas, em primeira linha, um ser humano, um ser humano que "tem" uma doença.

E quão humano esse ser humano pode ser, ainda que esteja tão doente, quão humano ele pode ser não só apesar de e na sua doença, mas na sua atitude diante da doença. Há muitos anos, conheci uma mulher idosa, que há décadas sofria de um grave distúrbio mental e constantemente era atormentada por alucinações: Ela sempre ouvia "vozes", que criticavam tudo o que fazia ou deixava de fazer, e que se despediam dela com comentários sarcásticos – certamente, uma condição muito angustiante. Porém, essa mulher tomou uma posição diante desse seu terrível destino; ela se reconciliou com seu destino! Pois manifestamente ela fez isso. Na sua consulta, durante a descrição de sua condição, ela estava, apesar de tudo, serena e tranquila; na medida do possível, ela permaneceu uma pessoa diligente. Surpreso com isso, permiti-me perguntar-lhe cautelosamente o que ela achava dessa condição e como ela podia sorrir desse jeito, e se essas contínuas alucinações não seriam demasiadamente horríveis. E qual foi sua resposta?: "Meu Deus – eu acho, senhor doutor, que estou sempre melhor; ouço vozes, como se estivesse surda (com deficiências auditivas)". E, maliciosamente, continuou a sorrir. Que humanidade, que realização humana – estamos tentados a dizer: que arte de viver resgata essa declaração!

E agora nos perguntamos o que temos a dizer diante do fato de que se classificou doentes incuráveis, em particular, doentes mentais incuráveis, somente por causa desse seu estado doentio, como "vida indigna de ser vivida" e, como tal, ameaçou exterminá-la ou, de fato, a exterminou. Pois ouve-se reiteradamente que o assassínio de pessoas com doenças mentais incuráveis seria algo que "provavelmente se possa conceber" como o único aspecto legítimo em um programa político-ideológico, de resto, absolutamente rejeitável. Por isso, queremos aqui examinar detalhadamente todos aqueles motivos que, em geral, constituem o pressuposto implícito daquele tipo de comentários e contrapor-lhes uma argumentação o mais consistente possível.

Visto que, em primeira linha, trata-se de doentes psíquicos incuráveis, para cujo extermínio como vida "indigna de ser vivida", desprovida de sentido, o direito é posto em questão, deveríamos, em primeiro lugar, nos perguntar: O que é "incurável"? Em vez de fazer muitas declarações incontroláveis e parcialmente compreensíveis para vocês, como leigos, pretendo me concentrar em lhes apresentar um caso concreto que eu mesmo vivenciei. Em uma clínica, estava deitado um jovem homem, que se encontrava num chamado estado de inibição: Durante cinco anos, ele não disse uma palavra, não comia espontaneamente, de modo que teve que ser alimentado artificialmente por meio de um tubo através do nariz, e permanecia dia após dia na cama, de modo que, por fim, a musculatura de suas pernas atrofiou. Se, por ocasião de uma das várias visitas guiadas de estudantes de medicina pela clínica, tivesse apresentado esse caso, certamente um deles – como acontece com frequência – teria me dirigido a pergunta: "Diga-me sinceramente, senhor doutor, não seria melhor deixar uma pessoa assim morrer?" Ora, o futuro lhe teria dado a resposta. Pois um dia, sem qualquer motivo aparente, nosso paciente se ergueu, pediu ao enfermeiro para tomar uma refeição de modo habitual, e pediu para ser tirado da cama, a fim de começar o treino para caminhar. Também de resto, ele se comportava de maneira completamente normal, ou seja, conforme a sua situação. Aos poucos, os músculos de sua perna começaram a ficar mais fortes, e demorou apenas poucas semanas até que o paciente pôde "receber alta, curado". Pouco tempo depois, ele não só voltou a trabalhar em sua profissão anterior, mas também ministrou novamente conferências em uma das escolas para formação de adultos de Viena, tratando de viagens ao exterior e excursões que ele, um dia, havia feito e das quais havia trazido fotos belíssimas. Certo dia, porém, ele também falou para um pequeno círculo íntimo de especialistas em psiquiatria, depois que eu o havia convidado para uma palestra sobre sua vida interior durante os cinco anos críticos de sua permanência na clínica. Nessa palestra, ele descreveu todas as experiências possivelmente interessantes daquele período e nos propiciou um vislumbre não só em sua riqueza psíquica, que havia se ocultado, a seu tempo, na "inatividade física" exterior (como a psiquiatria costuma se expressar), mas também em alguns detalhes notáveis do acontecimento "nos bastidores" – daquele acontecimento do qual um médico não muito atento – que apenas faz visitas e, fora dessas visitas, não observa muito – não faz a menor ideia. O doente se lembra durante anos desse ou daquele evento – para tristeza de um ou outro enfermeiro que certamente nunca teria contado com o fato de que o enfermo viria a ficar curado e revelar suas memórias.

Mas mesmo supondo que, num determinado caso, trata-se, de fato, de um caso incurável segundo um parecer mais abrangente e coerente; quem nos diz quanto tempo esse caso, ou seja, a doença em questão, deverá ser considerada incurável? Na psiquiatria, justamente nos últimos anos, não experimentamos que distúrbios mentais até então considerados incuráveis puderam, afinal, através de algum tratamento, ser ao menos atenuados, quando não realmente curados? Quem nos diz, portanto, em cada caso, que não seria possível influenciar um determinado caso de distúrbio, com o qual lidamos nesse momento, através de uma dessas medidas terapêuticas – através de um método de tratamento que está sendo desenvolvido neste momento, em algum lugar do mundo, em alguma clínica, sem que tivéssemos a menor ideia a seu respeito?

Precisamos nos perguntar também o seguinte: Supondo que, de fato, soubéssemos tudo o que seria necessário para falar com absoluta certeza não só de incurabilidade momentânea, mas permanente: quem, inclusive nesse caso, dá ao médico o direito de matar? O médico enquanto tal é designado pela sociedade humana para isso? Ele não tem a incumbência de salvar quando possível, de ajudar e de cuidar quando não pode mais curar? (Não é por acaso que a maioria das clínicas psiquiátricas se chamam expressamente de "estabelecimento de cura e de cuidado".) O médico enquanto médico certamente não é um juiz sobre o ser e o não ser das pessoas doentes que lhe foram confiadas ou até que confiam a si mesmas para ele. Por isso, não lhe compete, a priori, o direito – e ele jamais deveria tomar a liberdade –, de fazer um juízo sobre o suposto valor ou desvalor da vida de enfermos suposta ou realmente incuráveis.

Imaginem, porém, aonde tudo isso nos levaria se esse "direito" (que ele desse modo nem tem) fosse convertido numa lei (ainda que seja somente uma lei não escrita). Eu lhes digo: A confiança dos doentes e dos familiares no status médico teria acabado de uma vez por todas! Pois jamais alguém saberia se o médico se aproxima dele como cuidador e curador – ou como juiz e carrasco.

Agora podem ser apontadas outras objeções: Talvez alguém defenda que os contra-argumentos citados não sejam válidos pois teríamos que nos perguntar sinceramente se o estado não tem precisamente a obrigação de conceder ao médico o direito de aniquilar indivíduos desnecessários e inúteis. Seria concebível, afinal, que o estado na condição de guardião do interesse coletivo da comunidade tivesse que libertá-la do peso desses indivíduos altamente "improdutivos", que somente tiram o pão das pessoas saudáveis e viáveis.

Ora, enquanto se tratar de um "consumir" bens como gêneros alimentícios, leitos hospitalares, capacidade de trabalho de médicos e enfermeiros, não é necessário entrar numa discussão desse argumento, se tivermos em mente apenas uma coisa: Um estado que está economicamente tão mal que tem que eliminar o percentual relativamente tão ínfimo de seus incuráveis, para, assim, economizar os mencionados bens – um estado desses, há muito, já está acabado economicamente!

No entanto, no que diz respeito ao outro lado da questão, o fato de que os doentes incuráveis deixariam de ser úteis para a comunidade humana, de modo que uma assistência a eles representaria, assim, uma assistência "improdutiva", seria preciso lembrar que a utilidade para a comunidade, jamais e em nenhuma circunstância, é o único critério que estamos autorizados a aplicar a um ser humano. Não é difícil, justamente no presente complexo de questões, comprovar o seguinte: Os dementes que são mantidos na clínica psiquiátrica e ali executam suas tarefas primárias, empurram um carrinho com tijolos ou ajudam lavando as louças – eles são ainda muito, muito mais úteis e produtivos do que, por exemplo, nossos avós, que passam sua velhice de maneira extremamente "improdutiva" e cuja eliminação única e exclusivamente com base nessa sua improdutividade seria repudiada mesmo por aquelas pessoas que, do contrário, defendem a eliminação da vida improdutiva. Quão improdutiva é a existência de uma idosa, que está em sua casa meio paralisada sentada na cadeira de rodas junto à janela, cochilando – e, no entanto: Como ela é envolta e rodeada pelo amor dos filhos e netos. Nesse ambiente amoroso, ela é exatamente essa avó singular – nem mais nem menos; enquanto tal, ela é, porém, nesse ambiente afetuoso, inconfundível e insubstituível, como uma outra pessoa que ainda exerce sua atividade profissional e pode ser insubstituível em sua realização comunitária! Quando falamos na nossa primeira conferência que a singularidade e o caráter único de cada ser humano representam o valor de sua pessoa, que esse valor teria que ser referido a uma comunidade, "para a qual" a singularidade tem significado valorativo, então todos pensamos nesse contexto, sobretudo, numa contribuição para a comunidade. No entanto, agora se evidencia que há ainda um segundo caminho em que o ser humano faz valer essa sua singularidade como ser singular e único, em que, portanto, realiza o valor de sua personalidade e o sentido pessoal e concreto da vida: É o caminho do amor – melhor dito: do ser amado. É uma vereda passiva; sem qualquer contribuição, sem qualquer ação – "sem acréscimo próprio". No ato de ser amado, cai, por assim dizer, no colo do ser humano aquilo que, do contrário e em geral, ele tem que conquistar através de suas ações. Nesse caminho de ser amado, ele alcança o que, em suas realizações, tem que conquistar como mérito, sem qualquer mérito: É que não se pode merecer amor. Amor não é nenhum mérito, mas graça. Na vereda do amor, ao ser humano é dado, por consequência, "pela graça" o que, do contrário, ele tem que obter, que tem que conseguir através de uma ação: a realização de sua singularidade e unicidade. É, pois, a essência do amor deixar-nos ver a pessoa amada justamente em sua singularidade e unicidade.

Agora, tratarei do seguinte argumento: Tudo o que digo é claro que está correto no geral, no entanto, não se aplica àqueles pobres seres vivos que de alguma forma ostentam injustamente o título de seres humanos – por exemplo, às crianças com deficiência mental grave. Vocês, porém, ficarão surpresos – ao contrário do psiquiatra experiente –, se lhes disser que reiteradamente se constata que justamente essas crianças em particular são criadas e cuidadas pelos pais com o amor mais afetuoso. Permitam-me apenas ler uma passagem de uma carta de uma mãe que perdeu sua filha em consequência das medidas de eutanásia: "Através da aderência precoce dos ossos do crânio ainda no ventre materno, minha filha nasceu no dia 6 de junho de 1929 com uma doença incurável. Eu mesmo tinha 18 anos naquela ocasião. Adorava minha filha e a amava infinitamente. Minha mãe e eu fazíamos tudo para ajudar o pobre e pequeno bebê, contudo, em vão. A criança não podia caminhar, nem falar, mas eu era jovem e não perdi a esperança. Eu trabalhava dia e noite para poder comprar suplementos nutricionais e medicamentos, e quando colocava suas pequenas e frágeis mãos no meu pescoço e lhe dizia: 'Tu me amas, menina?', ela se agarrava firmemente em mim, sorria e levava desajeitadamente as pequenas mãos ao meu rosto. Então, apesar de tudo, eu ficava feliz, infinitamente feliz".

Contudo, ainda lhes restam argumentos, pelo menos, aparentes. Vocês poderiam, por fim, afirmar que o médico que mata um doente incurável age, no casos mencionados de distúrbios mentais, em última instância, em nome da melhor vontade própria dos pacientes afetados, pois justamente essa vontade está "confusa", justamente porque esses doentes não conseguem perceber por si sua própria vontade e seu verdadeiro interesse por causa do distúrbio mental, justamente por isso o médico como advogado dessa vontade, por assim dizer, está não só autorizado, mas quase obrigado a efetuar o assassínio. Esse assassínio seria, se entendido corretamente, uma ação substitutiva para um suicídio, que o doente indubitavelmente levaria a cabo, caso soubesse minimamente o que está vivendo.

O que tenho para lhes dizer sobre isso, ou seja, contra esse argumento, pretendo desenvolver, por sua vez, recorrendo a um caso que eu mesmo vivenciei: Como jovem médico, estava atuando numa clínica de medicina interna, na qual um dia foi internado um jovem colega. Ela já havia trazido junto o diagnóstico – o diagnóstico de um câncer peculiar, extremamente perigoso, não mais operável e particularmente insidioso – e seu diagnóstico estava correto! Tratava-se de uma forma cancerígena específica – a medicina chama-a de melanosarcoma –, que é detectável por meio de uma reação urinária. Naturalmente, tentamos iludir o paciente: Trocamos sua urina com a de um outro doente e lhe mostramos o resultado negativo da reação. O que, porém, ele fez? Certo dia, à meia-noite, ele entrou escondido no laboratório e fez a reação da sua própria urina – para nos surpreender no dia seguinte durante a visita com o resultado positivo. Nada nos ajudou com nosso constrangimento, e não nos restou outra coisa do que esperar o suicídio do colega. Toda vez que ele saía – e não tínhamos como impedi-lo – para, como de costume, ir a um pequeno café nas redondezas, tremíamos com a possibilidade de sermos informados de que ele havia se envenenado no banheiro. No entanto, o que realmente ocorreu? Quanto mais a doença avançou visivelmente – tanto mais o doente começou a duvidar do seu diagnóstico; quando ele já tinha tumores secundários no fígado, começou até a diagnosticar doenças hepáticas inofensivas. Pois – o que havia ocorrido? Quanto mais se aproximava o fim da sua vida, tanto mais se desenvolvia a vontade de viver desse homem, tanto menos ele queria aceitar o fim próximo. Pode-se pensar sobre isso o que se quiser; o fato é e permanece que aqui se move uma vontade de viver – e esse fato precisa, de maneira clara e de uma vez por todas, com validade para todos os casos análogos, chamar nossa atenção para o seguinte: que não temos o direito de negar essa vontade de viver a nenhum doente!

Isso chega ao ponto de que nós temos que defender essa tese também nos casos em que como médicos somos postos diante de fatos consumados, em que uma pessoa comprovou pela ação que não tinha mais nenhuma vontade de viver. Refiro-me aos suicidas. E sou da opinião que também nos casos em que há uma tentativa de suicídio, o médico tem não só o direito, mas a obrigação de intervir da perspectiva médica, ou seja, para salvar e ajudar, sempre que e o quanto puder. Essa questão não é desprovida de atualidade. Pois, há alguns anos, eu mesmo estava ocupado em desenvolver um procedimento pelo qual seria possível salvar o doente também nos casos de grave intoxicação com soníferos, casos em que até hoje havia falhado qualquer tratamento habitual. Nesse caso, entre meus colegas levantaram-se vozes que afirmavam que eu não tinha o direito de devolver a vida, de arrancar de volta para a vida pessoas cuja decisão para o suicídio era tão compreensível (tratava-se de toda uma epidemia de suicídios em virtude de circunstâncias específicas que ameaçavam extremamente todo um grupo de pessoas). O que eu estaria fazendo era brincar com o destino. No entanto, insisti no meu ponto de vista – e em nenhum momento abri mão desse princípio mesmo quando minha própria assistente, que também havia criticado repetidas vezes esse princípio, certo dia foi internada no hospital após uma tentativa de suicídio. Inclusive nesse caso, não renunciei ao meu princípio e apliquei minha técnica – sem agradecimento, mas com sucesso. No entanto, o que repliquei para os críticos morais do meu método (uma crítica médica seria refutada pelos fatos), foi o seguinte: Não sou eu que quero brincar com o destino, mas quem tenta brincar com o destino é *o* médico que abandona um suicida ao seu destino, que "dá asas" ao destino e, onde talvez ainda pudesse intervir ajudando, ele cruza os braços. Pois se tivesse sido do agrado do "destino" deixar o respectivo suicida realmente morrer, então esse destino certamente teria encontrado os meios para não deixar que o moribundo caísse a tempo nas mãos de um médico. Se, porém, ele foi lançado nas mãos do médico, esse médico também tem que agir como médico e não cair nos braços desse destino, do destino "misericordioso".

Através dessa reflexão de todos os argumentos aparentes favoráveis a uma eutanásia, espero ter-lhes revelado quão incondicional é o sentido da existência e quão inabalável dever ser, portanto, nossa convicção no sentido da vida. Quando, em primeiro lugar, a vida se revela como plena de sentido por si, então a consequência é que, mais tarde, também o sofrimento integre o sentido, tome parte no sentido da vida. E, então, resulta que inclusive morrer pode ter um sentido – que pode ter sentido morrer a "sua morte". E, por fim, resulta que também a doença, inclusive a doença incurável, e mesmo a doença mental incurável, não dá a ninguém o direito de negar o direito de viver a uma vida humana como "vida indigna de ser vivida". Com isso, teríamos abordado, por diversos pontos de vista, o âmbito da questão do sentido da vida. Num breve resgate do nosso resultado principal, lembramo-nos, sobretudo, da constatação fundamental de que nossa vida em si significa ser indagado e que não se pode legitimamente indagar pelo seu sentido, visto que esse sentido consiste sempre em dar uma resposta. No entanto, as respostas que temos que dar para as questões concretas da vida não podem consistir em palavras, mas apenas em um agir; e mais do que isso: justamente na nossa vida, no nosso ser inteiro! As questões "da" vida só podem ser respondidas ao assumirmos responsabilidade pela "nossa" vida.

No entanto, ao concluir não podemos esquecer que a questão original do sentido também permite uma outra expressão, que ela também pode ser concebida de maneira diferente, pois é colocada em relação com o todo do mundo, em especial, por exemplo, em relação com o que nos acontece, com o que nos confronta, de maneira involuntária e inevitável – em relação com o destino. Não somos capazes de direcionar o destino – chamamos destino justamente aquilo em relação a que não temos nenhuma influência, aquilo que escapa essencialmente do poder da nossa vontade. Certamente vimos que o sentido de nossa vida, numa parcela não insignificante, consiste justamente em como nos posicionamos em relação ao nosso destino exterior, em como nos comportamos em relação a ele quando não mais podemos moldá-lo ou quando ele é, de antemão, imutável. Mas temos que perguntar adicionalmente se não seria concebível que mesmo esse destino puro e autêntico e com ele, além disso, todo esse acontecimento mundial lá fora, tem um sentido?

Penso que aqui se apresentam duas grandes possibilidades de reflexão, cada uma delas incontestável e cada uma delas não demonstrável! Por fim, poder-se-ia muito bem afirmar que tudo é, em última instância, inteiramente desprovido de sentido – igualmente se poderia afirmar que tudo é não apenas extremamente pleno de sentido, mas de tal maneira pleno de sentido que nem mais conseguimos conceber esse sentido do todo, esse sentido universal, que aqui só podemos falar de um "suprassentido do mundo". Com igual direito, portanto, pode-se defender o total absurdo do mundo bem como um sentido universal do mundo. Com igual direito – isso significa aqui, porém: com igual direito lógico, ou seja, injustiça. De fato, a decisão diante da qual nos encontramos aqui não é mais nenhuma decisão lógica. Logicamente, defenderia tanto uma quanto a outra, logicamente ambas as possibilidades de reflexão são autênticas possibilidades de reflexão. A decisão de que se trata aqui é, do ponto de vista lógico, uma decisão sem fundamento: ela não tem nada como fundamento – ela tem como fundamento o nada: Nessa decisão pairamos sobre o abismo do nada – ao mesmo tempo, porém, nessa decisão estamos sob o horizonte do suprassentido! Não mais a partir de uma lei lógica, só a partir da profundeza de seu próprio ser, o ser humano consegue tomar essa decisão, ele consegue decidir-se por uma coisa ou por outra. Uma coisa, porém, sabemos: Se o ser humano se decide pela convicção num sentido último, no suprassentido do ser, então essa convicção, como toda convicção, tem um efeito criativo. Pois a convicção não é só convicção em "sua" verdade – ela é mais, muito mais: Ele torna verdadeiro aquilo em que acredita! Podemos, assim, dizer: A escolha de *uma* possibilidade de reflexão é mais do que a mera escolha de uma *possibilidade de reflexão* – é a *realização* de uma mera *possibilidade de reflexão*.

Experimentum crucis

Na Baviera, há uma pequena cidade chamada Landsberg, situada a cerca de 50km a leste de Munique. A sul dela, uma estrada leva ao mercado de Kaufering, distante 5km. No início do ano passado, passaram, ao alvorecer, 280 homens por essa estrada. A coluna formada por fileiras de cinco pessoas era escoltada por homens da SS: Tratava-se de um grupo de prisioneiros do campo de concentração localizado em Kaufering. Eles se dirigiam para uma floresta situada nas proximidades, com o objetivo de construir uma indústria bélica camuflada, de dimensões gigantescas. Eram figuras maltrapilhas, degradadas, que andavam pela estrada. Andar é uma expressão incorreta: Elas mancavam – arrastavam-se, muitas vezes penduradas umas nas outras, apoiadas umas nas outras; as pernas, inchadas dos edemas da fome, tinham dificuldade de carregar até mesmo os corpos com peso médio de apenas 40kg; os pés doíam, pois estavam feridos, cheios de contusões laceradas e frieiras abertas. E o que se passava na mente desses homens? Eles pensavam na sopa que era distribuída na única refeição diária ao anoitecer no campo, após o retorno do local de trabalho, e se perguntavam se nessa noite teriam a sorte de encontrar, além da água da sopa, também uma batata boiando nela.

E pensavam a respeito do grupo de trabalho em que seriam destinados nos próximos 15min: se ficariam num grupo sob um supervisor temido ou num relativamente agradável.

E, desse modo, os pensamentos dessas pessoas giravam em torno das preocupações cotidianas de um campo de prisioneiros. Então, para um desses homens, esses pensamentos se tornaram, de algum modo, muito estúpidos. E ele tentou se abrir para outros pensamentos, para preocupações "mais dignas do ser humano". Mas isso não queria dar certo para ele. Aí ele recorreu a um artifício: Ele se esforçou para distanciar-se, colocar-se acima de toda essa vida angustiante, na medida em que, como se diz, ele a considerava de um ponto mais elevado, ou da perspectiva do futuro, no sentido de uma consideração teórica futura. E o que ele fez? Ele imaginou que estava diante de uma tribuna de uma escola de formação para adultos de Viena e ministrava uma conferência – e, na verdade, falava a respeito do que ele justamente havia vivido: Mentalmente, ele proferia uma palestra com o título "Psicologia do campo de concentração".

Se vocês tivessem olhado mais de perto para o homem daquele grupo, teriam notado que, tanto em seu casaco como em sua calça, estava costurado um pequeno trapo de linho, em que se podia ler um número: 119104. E se você tivesse procurado nos registros do campo de Dachau, teria descoberto que, sob esse número, constava o nome do prisioneiro Viktor Frankl.

A conferência que este homem proferiu mentalmente naquela ocasião será ministrada agora realmente pela primeira vez nesse auditório da Escola de Formação para Adultos de Viena: Eu vou repeti-la! – Aquela conferência iniciou com as palavras: Na psicologia do campo de concentração podemos diferenciar várias fases, no que diz respeito à reação psíquica do prisioneiro à vida no campo. A primeira fase é a da época do ingresso do prisioneiro no campo. É a fase que se poderia designar e caracterizar como choque de recepção. – Imagine o seguinte: O prisioneiro é – digamos: levado para Auschwitz. Caso ele fizesse parte, por exemplo, da maioria de aproximadamente 95%, então seu caminho levava-o da estação diretamente para uma das câmaras de gás; caso fizesse parte, porém, como por acaso eu, da minoria de 5%, o caminho levava-o primeiramente ao banho de desinfecção – portanto, a um verdadeiro ... banho de ducha. Antes que ele pudesse adentrar a verdadeira sala de banho, tirava-se dele tudo o que tinha consigo – ele podia ficar apenas com os suspensórios ou um cinto, igualmente os óculos ou uma cinta ortopédica. Mas nenhum pelo permanecia em seu corpo; ele era raspado. Então, quando ele, enfim, estava de pé debaixo da ducha, nada havia restado de toda sua existência até agora exceto a sua existência, em sentido literal, "nua e crua". E agora se dá a verdadeira questão com o que ele ingressa na primeira fase da vivência do campo de concentração: Ele deixa para trás toda sua existência anterior.

Ninguém ficará surpreso com o fato de que, agora, o pensamento mais imediato se volta à questão de saber qual é a melhor forma de cometer suicídio. De fato, qualquer um nessa situação flerta, ainda que por um instante, com a ideia de "ir para o fio", de cometer suicídio, a saber, com o método usual no campo: tocando a cerca elétrica com alta tensão. Logo, porém, abandona-se essa intenção; simplesmente porque ela se torna relativamente desprovida de objeto; pois, uma tentativa de suicídio é desnecessária nessa situação uma vez que a probabilidade média de não "ir para a câmara de gás" – cedo ou tarde –, de qualquer forma, é extremamente reduzida. Quem precisa "ir para o fio", quando cedo ou tarde irá para a câmara de gás? Nem é mais preciso desejar o "fio", uma vez que se tem que temer o "gás"; mas o "gás" nem é preciso temer, uma vez que já se havia desejado o "fio"...

Quando conto essas coisas, costumo relatar a seguinte vivência: Na primeira manhã que passamos em Auschwitz, um colega que havia chegado ali já algumas semanas antes de nós, veio furtivamente até nosso grupo de recém-chegados, pois estávamos agrupados em uma barraca isolada. Ele queria nos consolar – e alertar. Sobretudo, ele nos deu a entender que deveríamos estar atentos a nossa aparência – deveríamos incondicionalmente tentar causar a impressão de sermos aptos para o trabalho. Bastaria que a pessoa mancasse por causa de uma circunstância em si inofensiva, por exemplo, por causa de sapatos apertados, que um homem da SS, que visse essa situação, estaria disposto de pronto a chamá-lo – e mandá-lo diretamente para a câmara de gás: Somente pessoas aptas ao trabalho seriam aceitas aqui para continuar a viver, todos os demais seriam considerados indignos de viver, indignos de sobreviver! Nesse sentido, o colega nos instou a fazermos a barba diariamente, com o objetivo de, raspada a pele do rosto com alguma ferramenta de barbear improvisada, por exemplo, com um caco de vidro, termos uma aparência "mais rosada", mais fresca, mas saudável. E quando ele, por fim, examinou nosso grupo para ver se efetivamente causaríamos a impressão necessária de saúde e aptidão para o trabalho, constatou de modo tranquilizador: "Assim como estão diante de mim, ninguém de vocês precisa temer por enquanto ser enviado para a câmara de gás – talvez com exceção de um ali – com exceção de você, Frankl, não me leve a mal, não é? Mas você é o único que – na opinião dele – no momento seria cogitado para uma seleção". (Seleção era a expressão corrente no campo para a escolha daqueles que deveriam ser enviados para a câmara de gás no próximo grupo.) Ora, de modo algum levei ele a mal; pois, o que senti nesse momento era, no máximo, a satisfação com o fato de que, dessa maneira, com grande probabilidade, ser-me-ia poupada uma tentativa de suicídio.

Essa indiferença diante do próprio destino avança cada vez mais. Em poucos dias, o prisioneiro do campo está cada vez mais indiferente na sua permanência no campo. Cada vez menos tocam-no as coisas que acontecem ao seu redor. Ao passo que, nos primeiros dias, à profusão de impressões – inimaginável para alguém de fora – repletas de fealdade – fealdade em todos os sentidos – responde-se com sentimentos como pavor, indignação e nojo; no final, esses sentimentos desvanecem, e a vida afetiva como um todo é reduzida a um mínimo. Toda razão de ser se reduz então meramente a sobreviver ao dia de hoje. A vida espiritual é desativada exclusivamente para atender a esse único objetivo. Em relação a todo o restante, a alma se envolve com uma blindagem que deve repelir as impressões normalmente chocantes e perturbadoras. Desse modo, a alma se protege, e busca se resguardar diante da supremacia daquilo que aflui sobre ela e salvar seu equilíbrio – redimir-se na indiferença. Com isso, o prisioneiro dá o passo para a segunda fase de sua reação psíquica diante da vida no campo: naquela fase que se pode designar de fase da apatia.

Se, porém, o interesse exclusivo agora passa unicamente pela autoconservação, pela conservação da própria vida e da dos seus poucos amigos, reduz-se o nível interior do ser humano – quase no mesmo nível de um animal. E, quando se observa mais de perto, pode-se perceber complementarmente: ao de um animal gregário. Para poder avaliar, teria sido necessário observar o comportamento dos prisioneiros quando se perfilavam numa coluna em que o importante para eles era posicionar-se no meio do trem e, respectivamente, no meio das fileiras de cinco, a fim de não ficar exposto aos chutes das botas dos guardas; afinal, o objetivo de cada indivíduo consistia em passar despercebido, em não se expor de modo algum, mas desaparecer na multidão. Não surpreende que esse desaparecimento na massa leve a um desaparecimento, a um declínio do aspecto pessoal. No campo de concentração, o ser humano corria o risco de se tornar um ser entregue à massificação. Em média, ele também se tornou tão primitivo como um ser entregue à massificação. Toda sua atitude instintiva se tornou primitiva. Tornou-se primitiva pois era em geral uma atitude instintiva. Desse modo, é compreensível que psicanalistas entre meus colegas, que estavam comigo no campo de concentração, falassem, inteiramente em consonância com a visão deles, de uma "regressão": Regressão significa o retrocesso da alma a estágios mais primitivos da instintividade.

De fato, era possível observar, já nos sonhos típicos dos prisioneiros, a que desejos primitivos eles estavam entregues interiormente. Pois, com o que se sonhava geralmente no campo de concentração? Repetidamente, com a mesma coisa: com pão, cigarros, um bom café – e, não por último, com um bom banho quente. (E eu pessoalmente sonhava, repetidas vezes, com um tipo de bolo bem específico.)

E, no entanto, o discurso dos colegas com uma orientação psicanalítica unilateral estava fundamentalmente equivocado. Pois não é verdade que a experiência do campo de concentração leve o ser humano, necessária e inevitavelmente, à regressão, compelindo-o, portanto, a um retrocesso interior. Conheço muitos casos – e ainda que se tratasse de apenas alguns poucos, eles têm força probatória fundamental –, em que as pessoas afetadas em nada regrediram ou retrocederam interiormente, em que, ao contrário, progrediram interiormente, transcenderam interiormente a si mesmas, ascenderam à verdadeira grandeza humana, justamente no campo de concentração, justamente através da experiência do campo de concentração.

Ora, outros especialistas, não psicanalistas, explicaram de maneira distinta o que aconteceu no plano psíquico com o ser humano no campo de concentração. O Prof. Utitz, conhecido especialista em caracteriologia, que passou vários anos num campo de concentração, acreditava conseguir observar que o caráter dos prisioneiros do campo geralmente se desenvolvia contra aquele tipo psíquico que Kretschmer designa de esquizoide. Como se sabe, ele se caracteriza pelo fato de que o ser humano que dele padece oscila de um lado para o outro nomeadamente entre os estados afetivos, por um lado, e a irritabilidade, por outro lado – ao passo que o outro tipo mais importante, caracterizado pelo temperamento "cicloide", ou está "imensamente alegre" ou "profundamente triste", portanto, oscila entre a excitação de alegria ou a indisposição de tristeza. – Aqui não é o lugar de tratar da discussão técnica dessa concepção psicopatológica. Pretendo me limitar ao que é de fundamental importância, ou seja, à constatação que eu poderia fazer, com base em idêntico "material" de observação, contra a posição de Utitz: que o ser humano no campo de concentração de modo algum está sob a coação exterior de alinhar seu desenvolvimento interior ao "típico prisioneiro do campo de concentração", com sua (aparente) esquizoidia, mas que ele mantém uma liberdade, a liberdade humana, de se posicionar em relação ao seu destino, ao seu meio, de uma maneira ou de outra – e havia uma maneira ou outra! E havia pessoas no campo que, por exemplo, podiam superar sua apatia e suprimir sua irritabilidade, e era pertinente, sobretudo, apelar para esse poder, salientar esse poder também de outra maneira – e não apenas o pretenso dever-assim! O poder interior, a liberdade propriamente humana – não pôde ser tirada do prisioneiro, ainda que, de resto, se pudesse tirar tudo dele e inclusive realmente se tirou. Ela permaneceu com ele, ela permaneceu com ele mesmo quando os óculos que se permitiu que mantivesse foram destruídos por um golpe no rosto, e ainda quando, certo dia, ele foi levado a trocar seu cinto por um pedaço de pão, de modo que, por fim, absolutamente nada mais havia restado de seus últimos pertences – aquela liberdade permaneceu com ele, e ela permaneceu com ele até o último suspiro!

Caso o ser humano no campo de concentração caísse sob as leis psíquicas, também ele, apesar disso, possuía a liberdade de escapar do poder e da influência do meio e não se submeter àquelas "leis", mas resistir, escapar delas, em vez de obedecê-las cegamente. Em outras palavras: Também esse ser humano tinha aquela liberdade; mas ele havia abdicado dela, ele havia renunciado ao seu uso – renunciado a ela voluntariamente! Com isso, no entanto, ele desistiu de seu si-mesmo, de sua dimensão mais autêntica. Ele havia se deixado cair psiquicamente.

No entanto, temos que nos indagar agora quando ocorre essa queda, quando é que o ser humano se deixa cair psiquicamente? E nossa resposta tem de ser a seguinte: Quando ele perdeu o suporte espiritual – assim que ele deixa de ter qualquer suporte interior! Esse suporte podia consistir em dois aspectos: Ou se trata de um suporte no futuro, ou se trata de um suporte na eternidade. O segundo caso se refere a todas as pessoas verdadeiramente religiosas. Elas nem sequer precisavam do suporte no futuro, na vida futura lá fora na liberdade, após a libertação futura – essas pessoas conseguiam permanecer erguidas, independentemente de esperarem um destino futuro, de vivenciarem um futuro desse tipo, de sobreviverem ao campo de concentração. Os outros, porém, necessitavam encontrar suporte em sua vida futura – no conteúdo existencial do seu futuro. Mas era difícil para eles pensarem no futuro – seu pensamento não encontrava nenhum ponto de contato, nenhum ponto final: um fim, o fim não era previsível. Quão digno de inveja devia parecer, por exemplo, um criminoso que sabia exatamente que teria que cumprir sua pena de dez anos – que podia calcular quantos dias ainda faltavam até a data de sua soltura ... que homem feliz! Pois nós no campo não tínhamos ou não conhecíamos nenhuma "data" e ninguém de nós sabia quando o fim chegaria. Segundo afirmação uníssona dos colegas, esse talvez fosse até um dos fatos psiquicamente mais angustiantes da vida no campo! E os repetidos boatos de um final iminente da guerra se prestavam somente a aumentar os tormentos da espera. Pois repetidamente as datas tinham de ser postergadas. Quem, no entanto, ainda devia acreditar em tais notícias? Durante três anos completos, ouvi repetidas vezes: "Em seis semanas, a guerra terminará, no máximo em seis semanas estaremos novamente em casa". A decepção se tornou cada vez mais amarga e cada vez mais profunda; a expectativa cada vez mais tímida. Mas – como consta na Bíblia? "O coração, que repetidamente se decepciona, fica doente".

Na verdade, o coração fica doente – tão doente que, por fim, pode parar de bater. Vocês entenderão isso quando lhes contar o seguinte caso: no início de março do ano passado, o ancião do bloco em que me encontrava – um libretista de opereta e compositor de tango de Budapeste –, contou-me que teve um sonho impressionante. "Em meados de fevereiro, sonhei", disse ele, "que uma voz falou comigo e me disse que devo desejar algo, que devo lhe perguntar algo que quero saber, que ela pode me responder, que ela pode me profetizar o futuro. E aí lhe perguntei: Quando a guerra terminará para mim – você me entende? Para mim: Portanto, quando seremos libertados pelas tropas americanas que avançam [...]". – "E o que a voz te respondeu?!" – Aí ele se inclinou na minha direção e sussurrou no meu ouvido: "No dia 30 de março!" – Em meados de março, cheguei à enfermaria com tifo exantemático. No dia 1º de abril recebi alta e retornei ao meu alojamento. Onde está o ancião do bloco – perguntei. E o que descobri? Por volta do final de março – quando a data profetizada pela voz do sonho chegava cada vez mais perto, sem que a situação militar parecesse lhe dar razão – o ancião do nosso bloco havia ficado deprimido. No dia 29 de março, começou a ter febre alta. No dia 30 de março – no dia em que a guerra deveria terminar "para ele" – ele perdeu a consciência. E no dia 31 de março, ele estava morto. Ele morreu de tifo exantemático.

Como podem ver, portanto, o ato de deixar-se cair psiquicamente a partir da ausência de suporte espiritual, particularmente da perda de um suporte no futuro, leva também a um declínio corporal. Agora queremos nos perguntar se não havia alguma espécie de terapia contra esse declínio espiritual-psíquica-corporal; se não era possível fazer alguma coisa contra ela – e o quê? Diante dessa pergunta, somente posso lhes responder: Certamente, havia uma terapia, mas é claro que ela, de antemão, tinha que se limitar ao aspecto psíquico, sendo que só podia ser uma psicoterapia. E no âmbito dessa psicoterapia cabia evidentemente, em primeira linha, dar um suporte espiritual, dar conteúdo à vida. Tendo presente as palavras de Nietzsche, que certa vez disse: "Quem tem um porquê para viver pode suportar quase qualquer como". Um porquê – é um conteúdo da vida; e o como – eram aquelas circunstâncias que tornavam tão difícil a vida no campo de concentração, de modo que ela se tornava suportável apenas em vista de um porquê, de um para quê. Como não havia, portanto, em essência, nenhuma outra a não ser uma psicoterapia que permitisse ao ser humano sobreviver no campo, então essa psicoterapia estava definida num determinado sentido, na medida em que ela tinha que se esforçar principalmente em demonstrar, para o ser humano do qual se exigia que reunisse a vontade de sobreviver, que essa sobrevivência tem um sentido. Além disso, porém, a tarefa de cuidado psíquico, que no campo era uma tarefa de pastoral médica, era dificultada pelo fato de que lidava com pessoas que, em média, geralmente, nem sequer podiam contar com uma sobrevivência. O que se poderia ter dito para elas? E é justamente para elas que se teria que ter dito alguma coisa. Assim, essa situação era o *experimentum crucis* daquela pastoral médica.

Ora, eu já havia dito na conferência anterior que não só a vida por excelência, mas com ela também o sofrimento tem um sentido, e um sentido que é tão incondicional que ele também pode ser realizado quando o sofrimento exteriormente não leva a nenhum sucesso, onde ele parece que é sofrido em vão. E esse era o sofrimento predominante com que tínhamos de lidar nos campos de concentração. O que, porém, eu devia dizer para essas pessoas que estavam deitadas ao meu lado na barraca e sabiam exatamente que e quando, e quão brevemente, elas teriam que morrer. Assim como eu, elas sabiam que nenhuma vida, nenhuma pessoa e nenhuma obra esperavam por elas – lembrem-se do caso duplo que lhes contei na primeira conferência! – ou seja, que esperariam por elas em vão... Assim, além do sentido da vida, da sobrevivência, era válido identificar o sentido do sofrimento, do sofrimento em vão, – sim, muito mais do que isso: identificar também o sentido da morte! Uma morte que, evidentemente, somente poderia ter sido mais plena de sentido na linha daquela expressão de Rilke, que mencionamos e que significa que importa morrer "sua" morte. Para nós, importa morrer nossa morte – e não, por exemplo, qualquer morte imposta pela SS! Temos responsabilidade em relação a essa missão bem como em relação a missão da vida. Responsabilidade – em relação a quem, diante de que instância? Ora, quem deveria responder essa questão para os outros? Cada pessoa não deve, em última instância, decidir por si essa questão derradeira? O que representa, por exemplo, alguém na barraca se sentir responsável nesse sentido em relação a sua consciência e ao outro, em relação a Deus e ao próximo, em relação a uma pessoa que estava distante? Cada um deles sabia ao menos que, de alguma forma, em algum lugar, havia alguém que, de modo imperceptível, o olhava, que exigia dele que fosse "digno do seu tormento" – como Dostoievski disse certa vez –, e que esperava dele que "morresse sua morte". Naquela época, cada um de nós sentia essa expectativa em toda a proximidade da morte – e tanto mais a pessoa a sentia quanto menos ela tinha a sensação de que ela mesma ainda podia esperar algo da vida, de que alguém ou alguma coisa ainda podia esperar por ela – de que se podia esperar unicamente pela sua sobrevivência.

Muitos de vocês, que não vivenciaram pessoalmente o campo de concentração, ficarão espantados e me perguntarão como uma pessoa consegue, afinal, suportar tudo aquilo de que lhes falei. Fiquem tranquilos: Aquele que vivenciou e sobreviveu a tudo espanta-se, ele mesmo, ainda mais do que vocês! Mas não se esqueçam disto: A alma humana parece se comportar, em certo sentido, como uma cúpula: Uma cúpula deteriorada se fortalece na medida em que é sobrecarregada. Também a alma parece, pelo menos até um certo ponto e dentro de certos limites, fortalecer-se ao experimentar uma "sobrecarga". E é por isso, e somente assim se pode compreender, que algumas pessoas fracas puderam deixar o campo de concentração num estado de ânimo melhor, ou seja, mais fortalecido, do que quando entraram. Ao mesmo tempo, porém, entendemos agora que, por outro lado, a libertação, a saída do campo, o repentino alívio do prisioneiro da intensa pressão sob a qual ele estava durante todo o tempo, por sua vez, afeta sua psique. Nesse contexto, costumo recorrer comparativamente à chamada doença da descompressão. Nesse caso, trata-se de profissionais que trabalham sob a água, sob alta pressão atmosférica, e que nunca devem ser submetidos repentinamente, mas apenas gradualmente à pressão atmosférica normal, pois, do contrário, surgem sintomas corporais graves.

Com isso, já estaríamos diante da abordagem da terceira e última fase no interior do campo de concentração. Trata-se da psicologia do prisioneiro libertado. O aspecto mais relevante que eu teria a dizer em relação a ele diz respeito a algo que certamente lhe causará o maior espanto; diz respeito ao fato que leva muitos dias até que o prisioneiro está em condições – de se alegrar com a sua libertação. Ele precisa, literalmente, aprender de novo a se alegrar. Ora, às vezes, ele tem que se apressar em reaprender isso; pois, por vezes, ele logo terá que desaprender isso – e terá de reaprender a sofrer. A respeito disso, pretendo fazer alguns comentários.

Imaginem que a pessoa libertada do campo de concentração regressa para casa. Aí pode acontecer que, aqui e acolá, seja tratada com certa indiferença. E, sobretudo, ela passará a ouvir dos outros repetidas vezes duas frases, que são as seguintes: "Nós não sabíamos de nada" – e: "Nós também sofremos". Vamos nos ater, em primeiro lugar, à primeira frase, e perguntar, por ora, se o sofrimento humano pode ser mensurado e avaliado, de tal modo que o sofrimento de um possa ser comparado com o sofrimento do outro. E, a respeito disso, quero dizer o seguinte: O sofrimento do ser humano é incomensurável! Sofrimento verdadeiro atinge o ser humano totalmente, preenche-o inteiramente. Certa vez, conversei com um amigo sobre minha experiência no campo de concentração – ele mesmo não esteve em nenhum campo de concentração, ele havia sido "simplesmente combatente em Stalingrado". E o homem se sentia, como ele expressou, de alguma forma envergonhado em relação a mim. Sem razão. Pois, certamente, há uma diferença essencial entre o que o ser humano experimenta no campo de batalha e o que ele experimenta num campo de concentração: Na batalha, ele se depara com o nada, vê a face da morte iminente – no campo de concentração, porém, nós mesmos éramos o nada, estávamos mortos já em vida. Não valíamos nada; não apenas víamos o nada – nós o éramos. Nossa vida nada valia; nossa morte nada valia. Ali não havia nenhuma glória, nem fictícia, em nossa morte; era a partida de um pequeno nada para o grande nada. E essa morte quase não era percebida; nós a havíamos "vivido" antecipadamente já há muito tempo! Ou o que teria acontecido se eu tivesse morrido no campo de concentração? Na manhã seguinte, na praça, em alguma fileira de grupos de cinco, alguém, também exteriormente imóvel – parado como de costume: escondendo a cabeça do frio extremo por trás da gola do casaco, erguendo os ombros –, teria murmurado para a pessoa ao seu lado "Ontem morreu o Frankl". E, se muito, essa pessoa ao lado teria feito "hm".

E apesar de tudo: Nenhum sofrimento humano permite ser comparado, pois faz parte da essência do sofrimento que ele é o sofrimento de um ser humano, que é o *seu* sofrimento – que seu "tamanho" reside unicamente no sofredor, portanto, no ser humano. Tão singular e único como cada ser humano individual é, no entanto, também o sofrimento solitário de cada ser humano individual.

Falar de diferenças de tamanho do sofrimento seria, de antemão, portanto, algo desprovido de sentido; uma diferença, contudo, que importa, com efeito e em essência, é a diferença entre sofrimento sem sentido e com sentido. No entanto – e eu penso que isso vocês captaram suficientemente das conferências ministradas até agora – essa diferença reside, por sua vez, integralmente no ser humano: Depende do ser humano e somente dele se seu sofrimento tem um sentido ou não. E como fica o sofrimento daquelas pessoas que, como ouvimos, reiteram que teriam "*também* sofrido" – e que não teriam "sabido de nada"? Vejam: Justamente essa afirmação de não ter sabido de nada é, na minha opinião, bem adequada a tornar aquele sofrimento em algo desprovido de sentido. E por quê? Porque ela resulta de uma interpretação ética equivocada da situação. Uma interpretação equivocada sobre a qual queremos nos debruçar agora – não porque me interessa trazer para o debate a política atual, mas porque considero necessário complementar a "metafísica do cotidiano", com a qual nos ocupamos até aqui, com uma "ética do cotidiano".

Falávamos acima do motivo do ignorar – e dizíamos: é uma interpretação equivocada; se, porém, perguntarmos pelo "para que" dessa interpretação equivocada, talvez venhamos a descobrir que, no caso desse ignorar, trata-se de um querer-ignorar. O que está na sua base é: Fuga diante da responsabilidade! Aliás, o ser humano é impelido, aqui e agora, a fugir da responsabilidade. O que o impele a fugir é o temor de ter que assumir uma culpa coletiva. Por toda a parte, ele é considerado culpado, apresentado como cúmplice de coisas que ele mesmo nem sequer fez, a respeito das quais, em muitos casos, de fato, "nada sabia". Se a pessoa honesta devesse, de fato, ser responsabilizada pelos crimes que outros cometeram – pode, nesse caso, tratar-se também de outros cidadãos da mesma nação? Não seria essa pessoa honesta, antes, ela mesma, a vítima dos atos criminosos, o objeto do terror, posto em prática pela camada dominante, dirigente de seu povo, sem que ela pudesse ter se rebelado contra esse terror – não teve também ela mesma que sofrer sob essa realidade? O estabelecimento de um culpa coletiva não seria uma recaída justamente naquela visão de mundo que se pretende combater? Naquela visão de mundo que considera culpado o ser humano individual, porque outras pessoas do mesmo grupo do qual ele casualmente faz parte cometeram, de fato ou supostamente, algum crime. E quão ridícula nos parece essa concepção – hoje, até que enfim! Responsabilizar alguém por causa de sua nacionalidade ou língua materna ou seu local de nascimento deve hoje parecer tão ridículo quando responsabilizar alguém pela sua estatura. Quando é preso um criminoso que tem 1,64m de altura – devo ser preso também porque casualmente tenho a mesma altura?

No entanto, aqui é preciso fazer uma importante distinção: Temos que diferenciar entre culpa coletiva e responsabilização coletiva. Com base num exemplo paradigmático, vocês logo me entenderão. Imaginem que eu adoeça subitamente de uma apendicite – tenho culpa disso? É claro que não. E, não obstante: se tenho de ser operado, o que acontece nesse caso? Então, apesar disso, devo ao médico que me operou o pagamento da cirurgia. Ou seja, eu "sou responsável" pelo pagamento da despesa médica. Há, portanto, certamente, algo como "responsabilização sem culpa". E algo similar ocorre também com o coletivo daquelas pessoas que foram libertadas coletivamente de um contexto de terror. Elas não conseguiram libertar a si mesmas –

outros coletivos, outras nações amantes da liberdade, tiveram que entrar em cena, tiveram que ir à luta – e sacrificar seus melhores, seus jovens, para libertar de seus dirigentes uma nação impotente diante de sua própria liderança. Essa impotência não era culpa – mas seria injusto, inadequado ter de contar com uma ou outra vítima para essa libertação e se sentir suscetível de responsabilização, ainda que não se considere cúmplice, ainda que se considere inocente?

Se quiserem entender o último capítulo dessa psicologia, deveriam ter me acompanhado, no ano anterior a minha libertação do campo de concentração de Türkheim, naquele entardecer da primavera em que, ao pôr do sol, andei sozinho no bosque situado nas cercanias do campo. Ali eram enterrados, por ordem completamente ilegal do comandante de nosso campo – aquele homem da SS, que mencionei na primeira conferência, o qual havia pago de seu próprio bolso medicamentos para os seus "prisioneiros" do campo – os colegas que morreram no campo, embora, simplesmente contrariando as instruções que esse homem havia recebido, não se deixou de rabiscar discretamente – nos delgados e jovens troncos dos pinheiros, situados atrás das valas comuns, a distância de pouco centímetros – com grafite o nome de cada um dos mortos. Se naquela ocasião estivessem lá, teriam prometido comigo cuidar para que, através da continuidade da vida dos sobreviventes, toda culpa fosse eliminada – sim: *toda nossa* culpa! Pois nós, sobreviventes, sabíamos muito bem que os melhores que estiveram entre nós não conseguiram sair de lá – os melhores são os que não retornaram! Assim, só podíamos considerar nossa sobrevivência como graça imerecida. Merecê-la *a posteriori* e se tornar minimamente digno dela – parecia-nos que era isso que devíamos aos colegas mortos. E quitar essa dívida só parecia ser possível através de uma atitude de despertar e manter desperta a consciência dos outros assim como a nossa própria.

O que vinha depois de tal experiência, o que estava à espera do libertado ao retornar para casa, é claro que só o levava a, com demasiada frequência, esquecer aquela promessa. Há, no entanto, momentos em sua vida – e eles são os decisivos –, em que ele cumpre o que outrora prometeu: abençoar o menor pedaço de pão, o fato de que pode dormir numa cama, a circunstância de não ter que ficar de pé para a chamada ou viver em permanente perigo mortal. Tudo é, para ele, relativizado – também todo infortúnio. Ele, que – como dissemos – era literalmente um nada, sente-se literalmente renascido, mas não como o que tem sido, mas como alguém essencial. Já na primeira conferência, indiquei para o fato de que todo aspecto impessoal que havia nele foi "dissolvido". Certamente, não deve ter restado muito de sua eventual ambição; o que pode ter se mantido é, no máximo, ganância por realização: uma forma muito superior de ganância, de pressão por *realização pessoal* – justamente a forma mais essencial.

Como certamente percebem, chegamos, concomitantemente, ao final do tema e – aos limites de uma palestra. Aqui nenhum discurso e nenhuma conferência poderão nos ajudar – aqui só nos resta ainda uma coisa: agir, e agir no cotidiano.

Tratou-se agora mesmo do cotidiano; sim, apareceu até a expressão "metafísica do cotidiano". Espero que entendam corretamente essa expressão: É importante não apenas tornar transparente o cotidiano – que só aparentemente é cinza, tão banal, tão corriqueiro –, permitindo ver-nos através dele para o eterno; mas é importante, em última instância, poder ver como esse eterno remete de volta para o temporal – para o temporal, o cotidiano, como para os lugares de um encontro permanente do finito com o infinito. O que criamos, vivemos, sofremos no tempo, criamos, vivemos, sofremos, simultaneamente, por toda a eternidade. Até onde temos responsabilidade pelos acontecimentos, até onde eles são "história", essa nossa responsabilidade é escandalosamente afetada pelo fato de que nada que aconteceu permite ser "eliminado do mundo". Ao mesmo tempo, porém, essa nossa responsabilidade é instada – justamente a criar no mundo o que não aconteceu! E no âmbito dos nossos afazeres, no âmbito do nosso cotidiano. Assim, o cotidiano se torna realidade por excelência – e essa realidade se torna capacidade de atuação. E, desse modo, a metafísica do cotidiano conduz, só no primeiro momento, para fora do cotidiano; em seguida, contudo – de modo consciente, consciente da responsabilidade! – novamente de volta ao cotidiano.

Nesse caminho, o que nos conduz e ajuda a avançar, o que nos acompanha e dirige, é a alegria de assumir responsabilidade. Como está, porém, a alegria da pessoa média de assumir responsabilidade?

Responsabilidade é aquilo para o que o ser humano é "atraído" e – do que ele se "afasta". A sabedoria da linguagem indica com isso que no ser humano há forças opostas que o impedem de assumir responsabilidade. E, de fato – há algo na responsabilidade que é abissal: Quanto mais demorada e profundamente centramos nossa atenção nela, tanto mais nos tornamos cientes disso – até que, enfim, uma espécie de vertigem nos atinge; se nos aprofundamos na essência da responsabilidade humana, estremecemos: Há algo terrível na responsabilidade do ser humano – e, ao mesmo tempo, algo magnífico!

Terrível é saber que, em cada momento, tenho responsabilidade pelo próximo; e toda decisão, a menor ou a maior, é uma decisão "por toda a eternidade"; que a cada momento realizo ou perco a oportunidade, a oportunidade daquele momento. Agora cada momento individual contém milhares de possibilidades – e eu posso escolher apenas uma única a fim de realizá-la; todas as outras, porém, com isso já amaldiçoei e condenei a jamais ser – e: "por toda a eternidade"! Contudo, magnífico é saber que o futuro, o meu próprio futuro e, com ele, o futuro das coisas, das pessoas ao meu redor, de alguma forma – ainda que em menor grau – depende da minha decisão em cada momento. O que realizo através dela, "crio no mundo", como dissemos – isso salvo na realidade e a preservo diante da transitoriedade.

No entanto, em média, as pessoas são muito indolentes para assumir sua responsabilidade. E aqui se insere a educação para a responsabilidade. Com certeza, a carga é pesada; é difícil não só identificar a responsabilidade, mas também professá-la. Dizer sim para ela – e para a vida. Mas houve pessoas que, apesar de todas as dificuldades, proferiram esse sim. E quando os prisioneiros do campo de concentração de Buchenwald cantavam em sua canção: "Queremos, apesar de tudo, dizer sim para a vida", eles não apenas cantaram, mas muitas vezes também realizaram isso; eles, e muitos de nós em outros campos, igualmente. E eles realizaram isso sob condições indescritíveis – sob condições exteriores e interiores a respeito das quais já falamos o suficiente neste dia. E nós, atualmente, sob circunstâncias inigualavelmente mais brandas, não deveríamos conseguir realizar? Dizer sim para a vida é, portanto, não só sob todas as circunstâncias, algo pleno de sentido – a vida em si o é –, mas é, também sob todas as circunstâncias, algo possível.

E este foi, afinal, todo o sentido último dessas três conferências: Revelar-lhes que o ser humano, apesar disso – apesar de tudo: apesar da necessidade e da morte (1ª conferência), apesar do sofrimento com enfermidades corporais e psíquicas (2ª conferência) ou com o destino do campo de concentração (3ª conferência) – pode dizer sim para a vida!

Posfácio

Em Viena, a guerra acabou no dia 13 de abril de 1945. Duas semanas depois, o dia da libertação chegou também para Viktor Frankl, prisioneiro do campo de concentração. Ele ainda precisou esperar até agosto para voltar para Viena – onde lhe aguardavam as mais terríveis notícias. Seu desespero e sua luta para reunir forças para continuar a viver são evidentes nas comoventes cartas que escreveu a parentes e amigos nas primeiras semanas após seu retorno para casa[4].

Frankl mergulhou – poucas vezes essa expressão é tão adequada como aqui – em seu trabalho. Ele assumiu a direção do Departamento de Neurologia da Policlínica de Viena; em poucos meses, escreveu dois livros; na Escola de Formação para Adultos de Ottakring, com

---

[4] FRANKL, V. *Gesammelte Werke* – Vol. 1: "... trotzdem ja zum Leben sagen" und ausgewählte Briefe (1945-1949). Org. de A. Batthyany, K.H. Biller e E. Fizzotti. Viena: Böhlau, 2005.

a qual mantinha um estreito vínculo desde os anos de 1930, ministrou, já no outono de 1945, uma série de conferências com o título Der seelisch kranke Mensch [O ser humano psiquicamente enfermo]; em inúmeros artigos de jornal e em discussões públicas, ele se posicionou sobre as questões atuais da política, da sociedade e da cultura. Com seu furor jornalístico, atingiu um público que, após os anos da guerra e da estreiteza espiritual do regime nazista, estava intelectual e culturalmente faminto. Desse modo, numa época de falta de conselho e de orientação, ele se tornou um parceiro de debate, demandado nos fóruns públicos bem como nos círculos especializados da medicina e da filosofia. Seus temas eram culpa e responsabilidade – verdadeiramente um tema da época! –, medo da vida, ética cotidiana e, sempre de novo, a discussão com as ideologias desumanas do passado recente.

Em primeira linha, porém, Frankl sempre estava interessado em psicoterapia – tanto para o paciente individual como no plano coletivo. No anúncio do curso da Escola de Formação para Adultos de Ottakring para o semestre do verão de 1946, encontra-se a seguinte inscrição:

> Dr. Viktor Frankl: Questões contemporâneas e problemas cotidianos à luz da psicoterapia. 5 conferências (Suicídio – Extermínio forçado – Universo dos doentes mentais – Pedagogia sexual – Cam-

po de concentração). Sábado 17h–18h. Início: 23 de março.

No dia do início do curso, Frankl publicou um artigo em um jornal sobre "Viena e a psiquiatria". No final do artigo consta:

> Porém, em Viena o espírito da psicoterapia ainda vive e apesar de tudo e, oxalá, logo mais do que nunca, de modo que se espera que Viena – a cidade de nascimento da psicoterapia – se torne também lugar de seu renascimento. O renascimento da psicoterapia, que está ciente de sua tarefa social justamente em épocas de necessidade exterior e interior – de sua responsabilidade perante um mundo que espera pela reconstrução espiritual e material[5].

Com base na série de conferências de Ottakringer, Frankl editou o livro "...*trotzdem Ja zum Leben sagen*" / *Drei Vorträge*[6], que aqui aparece com um novo título. As palestras sobre "Suicídio" e "Extermínio forçado" encontram-se aí com o título "O sentido da vida I" e "O sentido da vida II", e o capítulo sobre o campo de concentração chama-se agora *"Experimentum crucis"*.

Nesses breves títulos dos capítulos, reencontram-se muitos aspectos do pensamento e do destino do autor. Em primeiro lugar, destaca-se a afirmação incondicional da vida, que o próprio Frankl tematizou numa carta

---

5 *Wiener Kurier,* 23/03/1946.
6 Franz Deuticke, Viena 1946.

daquela época. Em setembro de 1945, ele escreve aos seus amigos Wilhelm e Stepha Börner:

> Eu estou imensamente cansado, imensamente triste, imensamente solitário. ... No campo de concentração, acreditava-se já ter chegado ao ponto mais profundo da vida – e então, quando se retornou, foi preciso ver que tudo não valeu a pena, que aquilo que alguém apoiou foi destruído, que no momento que se voltou a se tornar ser humano, pôde-se afundar ainda mais, num sofrimento ainda mais sem chão. Aí talvez nada mais reste do que chorar e folhear os Salmos.

> Talvez vocês riam de mim, talvez fiquem com raiva de mim, mas não me contradigo nem um pouco, não retiro nada de minha antiga afirmação da vida quando vivencio as coisas como ilustrei. Ao contrário: Se não tivesse essa concepção da vida, positiva e firme como uma rocha – o que teria sido de mim nessas semanas, sim já nos meses em que estive no campo de concentração? Mas eu vejo as coisas agora numa dimensão mais ampla. Reconheço cada vez mais que a vida é tão infinitamente plena de sentido que também no sofrimento e até no fracasso deve haver um sentido[7].

Essa valorização da vida incluiu também a vida dos outros. Já no ano de 1928, portanto, ainda na condição de estudante de Medicina, Frankl criou, com grande engajamento pessoal, centros de aconselhamento de jo-

---

7 Ibid., p. 184.

vens que deveriam atuar principalmente na prevenção do suicídio entre os jovens. Particularmente no período de entrega do certificado com as notas, a quantidade de suicídios costumava aumentar. Através da "Campanha do certificado" iniciada por ele, sucedeu, no entanto, que no verão de 1931 não houve um único suicídio entre estudantes. E, já naquela época, ele registrou, de modo impressionante, a importância do sentido da vida no contexto da prevenção contra o suicídio:

> [...] Pois, ainda que os motivos psíquicos dos suicídios sejam tão distintos, o pano de fundo espiritual é a falta de convicção em um sentido da vida. Falta ao suicida não só a coragem de viver, mas também a humildade diante da vida. Somente quando no lugar da nova objetividade surgir uma nova moral, somente quando o valor de cada vida humana vier a ser novamente reconhecido como algo único e singular, as pessoas terão o suporte espiritual necessário para superar as crises psíquicas[8].

Repetidamente, portanto, aparece a convicção no sentido da vida – também em relação ao sofrimento, que é inerente à vida humana. A interpretação do sentido do sofrimento é apresentada já em uma publicação do ano de 1938, em que ele se refere, pela primeira vez, às três categorias de valores, ou seja, valores criativos,

---

8 Arbeitersonntag, 14/04/1934. In: VESELY-FRANKL, G. (org.). *Viktor E. Frankl* – Frühe Schriften. Viena: Maudrich, 2005.

vivenciais e de atitude[9]. Ele atribui o nível mais elevado justamente aos últimos – portanto, à relação corajosa e exemplar com o sofrimento inevitável. E assim consta também na primeira conferência:

> Ou mudamos o destino – se for possível – ou o acolhemos de boa vontade – se for necessário.

É claro que, naquela ocasião, essas reflexões não eram um exercício acadêmico, mas um auxílio concreto para a vida e para a sobrevivência. Quem não sofreu danos corporais e psíquicos durante a grande catástrofe? E o próprio Frankl não havia perdido tudo o que lhe fora valioso? Ele, no entanto, encontrou o caminho de volta para a vida, para uma vida que, apesar de tudo, ainda estava plena de possibilidades de sentido que era importante realizar. Com suas publicações e conferências, ele queria indicar esse caminho para os outros, encorajando-os igualmente a encontrar seu próprio caminho para sair da miséria dos anos anteriores – inclusive diante de um presente ainda completamente precário.

O título da terceira palestra, *Experimentum crucis*, indica que Frankl não havia, em hipótese alguma, desenvolvido sua ideia sobre a importância do sentido da vida como recurso – como, às vezes, é mencionado –

---

[9] FRANKL, V.E. Zur geistigen Problematik der Psychotherapie. In: *Zentralblatt für Psychotherapie und ihre Grenzgebiete,* 10 [1938], p. 33-45.

pela primeira vez no campo de concentração. Seu livro *Psicoterapia e sentido da vida*, em que ele concluiu a formulação da teoria da orientação do sentido humana, existia na forma de manuscrito desde 1941. De fato, ele levou consigo esse manuscrito por ocasião da sua deportação, sempre na esperança de, algum dia, conseguir publicá-lo. Como escreve em suas memórias, ele teve que, no final das contas, jogar fora o manto com o manuscrito costurado no forro[10].

Nos campos de concentração, porém, ele pôde observar que, até nessas situações limítrofes das mais amargas privações e da mais profunda degradação, tudo o que ele havia percebido e anotado sistematicamente já em seu trabalho como conselheiro de juventude e psiquiatra mantinha sua validade. Revelou-se, pois, que aqueles prisioneiros do campo que podiam reconhecer ou, ao menos, esperar qualquer sentido da vida tinham maior probabilidade de encontrar a força para continuar a viver, sim, para sobreviver. Isso se aplicou também a ele mesmo: O que o manteve vivo era unicamente a esperança de, ao menos, rever alguns de seus entes queridos e de publicar seu livro completamente elaborado.

---

10 FRANKL, V. *Dem Leben Antwort geben* – Autobiografie. Weinheim/Basileia: Beltz, 2017.

Frankl expôs essas ideias, análises e encorajamentos ao seu público no verão de 1946, através de suas conferências – com verve retórica, acuidade científica e com a legitimidade de quem havia experimentado a validade de suas teses no próprio corpo, na própria alma. Ele publicou as partes mais importantes e universais do ciclo de conferências ainda no mesmo ano, na forma de livro. As inúmeras críticas e avaliações desse pequeno livro em jornais, periódicos técnicos e culturais, e no rádio[11] são uma prova da precisão com que ele atingiu o espírito da época.

*Prof.-Dr. Franz Vesely**
Viena, verão de 2019.

---

11 Nos 10 anos seguintes foram publicadas mais de 30 resenhas em diversas revistas e jornais na Áustria; entre outros, na *Wiener Zeitung, Die Österreicherin, Österreichische* Ärztezeitung.

* Professor universitário de Física. Desde a morte de seu sogro Viktor Frankl, ele administra seus direitos autorais. No âmbito do Arquivo de Viktor Frankl, dirige a restauração de todo o seu abrangente acervo. Ele é cofundador e membro da diretoria da associação científica Instituto Viktor Frankl.

Sobre Viktor E. Frankl

Viktor E. Frankl foi professor de Neurologia e Psiquiatria na Universidade de Viena e, durante 25 anos, diretor da Policlínica Neurológica de Viena. A Logoterapia/Análise Existencial fundada por ele é designada também de "terceira escola de psicoterapia de Viena". Ele foi professor-convidado na Universidade de Harvard, bem como nas Universidades de Stanford, Dallas e Pittsburgh, e ilustre professor de Logoterapia na Universidade Internacional de São Diego, Califórnia. Frankl nasceu em 1905, em Viena. Na Universidade de Viena, obteve o doutorado em Medicina e, mais tarde, em Filosofia. Durante a Segunda Guerra Mundial, ele passou três anos em Auschwitz, Dachau e outros campos de concentração. Ao longo de quatro décadas, fez inúmeras turnês de conferências em todo o mundo. Ele recebeu, ao todo, 29 doutorados *honoris causa* de universidades na Europa, América do

Norte e do Sul, Ásia e África. Inúmeros prêmios lhe foram concedidos; dentre os quais, o Prêmio Oskar Pfister, da Associação Americana de Psiquiatria e a filiação honorária na Academia Austríaca de Ciências. Os 30 livros de sua autoria foram publicados até hoje em 50 línguas. A edição em inglês de ...*trotzdem Ja zum Leben sagen* alcançou a tiragem de milhares de exemplares e foi incluído na lista dos "dez livros mais influentes nos Estados Unidos". Viktor Frankl faleceu em 1997, em Viena.

Outras obras de Viktor E. Frankl

Uma lista completa de todos os livros de Viktor Frankl bem como uma ampla bibliografia sobre logoterapia e análise existencial encontram-se na página web do Instituto Viktor Frankl: www.viktorfrankl.org

Ärztliche Seelsorge. Grundlagen der Logotherapie und Existenzanalyse. Viena/Munique: Deuticke Zsolnay/DTV, 2005-2007 / 2011 (DTV). ISBN 3-552-06001-4

Bergerlebnis und Sinnerfahrung. Innsbruck, Viena. Tyrolia, 2013, 7. ed. ISBN 978-3-7022-3297-9

Das Leiden am sinnlosen Leben – Psychotherapie für heute. Friburgo i. Br. Herder/ Kreuz, 2015. ISBN 978-3-451-61337-1

Dem Leben Antwort geben – Autobiografie (Was nicht in meinen Büchern steht. Lebenserinnerungen).Weinheim: Beltz, 2017. ISBN 978-3-407-86460-4

Der leidende Mensch – Anthropologische Grundlagen der Psychotherapie. Berna: Hans Huber. Serie Piper, 1975-2005 (3. ed.). ISBN 3-456-84214-7

Der Mensch vor der Frage nach dem Sinn – Eine Auswahl aus dem Gesamtwerk. Munique. Serie Piper 289, 1979-2019 (30. ed.). ISBN 9783-492-20289-3

Der unbewusste Gott – Psychotherapie und Religion. Munique: Deutscher Taschenbuch Verlag (DTV 35058), 1992-2018 (15. ed.). ISBN 3-466 20302-3

Der Wille zum Sinn. Ausgewählte Vorträge über Logotherapie. 7. ed. Berna: Hogrefe, 2016. ISBN 978-3-456-85601-8

Die Psychotherapie in der Praxis – Eine kasuistische Einführung für Ärzte. Munique. Serie Piper 475, 1986-2002. ISBN 978-3-492-20475-9 / 978-3-492-20475-0

Es kommt der Tag, da bist du frei – Unveröffentlichte Texte und Reden. Munique: Kösel-Verlag, 2015. ISBN 978-3-466-37138-9

Gesammelte Werke 1: ...trotzdem Ja zum Leben sagen / Ausgewählte Briefe 1945-1949. Viena: Böhlau, 2005. ISBN 3-205-77351-9

Gesammelte Werke 2: Psychologie des Konzentrationslagers / Syn-chronisation in Birkenwald / Ausgewählte Texte 1945-1993. Viena: Böhlau, 2006. ISBN 3-205-77390-X

Gesammelte Werke 3: Die Psychotherapie in der Praxis / Und ausgewählte Texte *über angewandte Psychotherapie*. Viena: Böhlau, 2008. ISBN 3-205-77664-X / 978-3-205-77664-2

GesammelteWerke 4: Grundlagen der Logotherapie und Existenz-analyse. Viena: Böhlau, 2011. ISBN 978-3-205-78619-1

Gesammelte Werke 5: Psychotherapie, Psychiatrie und Religion. Viena: Böhlau, 2018. ISBN 978-3-205-20574-6

Gottsuche und Sinnfrage. Gütersloh, 2005-2014 (5. ed.). ISBN 978-3-579-05428-5

Psychotherapie für den Alltag – Rundfunkvorträge *über* Seelen-heilkunde (Psychotherapie für jedermann). Freiburg i. Br.: Kreuz Verlag, 2015. ISBN 978-3-451-61373-9

Theorie und Therapie der Neurosen – Einführung in Logotherapie und Existenzanalyse. Munique/Basileia: Ernst Reinhardt. Uni-Taschenbücher 457, 1967-2007 (9. ed.). ISBN 978-3-497-01924-3

...trotzdem ja zum Leben sagen – Ein Psychologe erlebt das Konzentrationslager. 9. ed. Munique: Kösel-Verlag, 2005. ISBN 3-466-10019-4 • Livro de bolso: Penguin, 2018. ISBN 978-3-328-10277-9

Wer ein Warum zu leben hat – Lebenssinn und Resilienz (Logotherapie und Existenzanalyse). Weinheim: Beltz, 2019. ISBN 978-3-407-86492-5

Instituto Viktor Frankl

Direção: Prof.-Dr. Alexander Batthyány

O Instituto Viktor Frankl foi fundado em 1992 por um círculo internacional de colegas e amigos em Viena, com a assessoria de Viktor Frankl. É uma sociedade científica com o objetivo de manter e conservar o trabalho de vida de Viktor Frankl e promover e divulgar a Logoterapia e a Análise Existencial como campos de investigação psiquiátrica, psicológica e filosófica e como psicoterapia aplicada, bem como garantir a qualidade da formação da psicoterapia e da consultoria em Logoterapia e Análise existencial. O Instituto Viktor Frankl de Viena é, além disso, a instituição de credenciamento para cursos de formação em Logoterapia e Análise Existencial clássicas, segundo o pensamento de Frankl.

Uma lista internacional de 150 instituições e associações nacionais credenciadas, que oferecem cursos de formação em Logoterapia e Análise Existencial, pode ser encontrada na página web do Instituto Viktor Frankl.

O Instituto tem acesso exclusivo ao arquivo privado de Viktor Frankl e abriga, mundialmente, a maior coletânea de textos e projetos de pesquisa sobre Logoterapia e Análise Existencial.

Em cooperação com a cidade de Viena, foi fundado, em 1999, o Fundo Viktor Frankl desta cidade. De acordo com seu objetivo, o Fundo concede todo ano prêmios e bolsas de estudo para condecorar realizações excepcionais ou para promover projetos de pesquisa no campo da psicoterapia humanista orientada no sentido. Além disso, o Fundo concede um prêmio anual como reconhecimento e apreço do trabalho de personalidades de destaque. Os vencedores do prêmio até o momento são Heinz von Foerster, Paul Watzlawick, Franz König, Dame Cicely Saunders, Bispo Erwin Kräutler, Cardeal Óscar Andrés Rodríguez Maradiaga, Eric Richard Kandel. O Instituto acompanha o curso de doutorado em Logoterapia – o primeiro oficialmente credenciado no mundo – na Cátedra Viktor Frankl de Filosofia e Psicologia na Academia Internacional de Filosofia (Universidade no Principado de

Liechtenstein). Em cooperação com o Departamento de Logoterapia e Análise Existencial – fundado em 2012 – do Instituto Universitário para Psicanálise em Moscou, ele oferece um programa de mestrado e um curso de psicoterapia em Logoterapia.

Informações sobre as atividades do Instituto de Logoterapia em todo o mundo podem ser obtidas na página web do Instituto Viktor Frankl de Viena. Nele se encontram além de comunicados sobre a pesquisa e a práxis logoterapêuticas também a ampla bibliografia da literatura logoterapêutica primária e secundária.

Contato e outras informações em:
www.viktorfrankl.org

Agradecimentos

Os responsáveis por esta edição agradecem ao Sr. Prof.-Dr. Franz Vesely, diretor do Arquivo Viktor Frankl, pela cooperação amável na edição dos textos de Viktor Frankl bem como pelo posfácio. Um cordial agradecimento também ao Sr. Prof.-Dr. Joachim Bauer pelo prefácio.

Conecte-se conosco:

 facebook.com/editoravozes

 @editoravozes

 @editora_vozes

 youtube.com/editoravozes

 +55 24 2233-9033

www.vozes.com.br

Conheça nossas lojas:

www.livrariavozes.com.br

Belo Horizonte – Brasília – Campinas – Cuiabá – Curitiba
Fortaleza – Juiz de Fora – Petrópolis – Recife – São Paulo

  Vozes de Bolso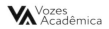

EDITORA VOZES LTDA.
Rua Frei Luís, 100 – Centro – Cep 25689-900 – Petrópolis, RJ
Tel.: (24) 2233-9000 – E-mail: vendas@vozes.com.br